D1618616

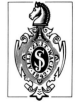

M. Burdelski   H. Huchzermeyer

Gastrointestinale Endoskopie im Kindesalter

Geleitwort von D. H. Shmerling

Mit 46 teilweise farbigen Abbildungen,
2 Farbtafeln und 37 Tabellen

Springer-Verlag
Berlin Heidelberg New York 1981

Dr. Martin Burdelski
PD Dr. Hans Huchzermeyer

Medizinische Hochschule Hannover,
Kinderklinik und Abteilung für Gastroenterologie und
Hepatologie im Zentrum für Innere Medizin
Karl-Wiechert-Allee 9, 3000 Hannover 61

ISBN 3-540-10220-5 Springer-Verlag Berlin Heidelberg New York
ISBN 0-387-10220-5 Springer-Verlag New York Heidelberg Berlin

CIP-Kurztitelaufnahme der Deutschen Bibliothek. Burdelski, Martin: Gastro-
intestinale Endoskopie im Kindesalter / M. Burdelski; H. Huchzermeyer. – Berlin,
Heidelberg, New York: Springer, 1981.
ISBN 3-540-10220-5 (Berlin, Heidelberg, New York)
ISBN 0-387-10220-5 (New York, Heidelberg, Berlin)
NE: Huchzermeyer, Hans

Druck- und Bindearbeiten: Brühlsche Universitätsdruckerei, Gießen
2121/3140-543210

Unseren Frauen   Ursula und Doris

und unseren Kindern Katrin, Babette und Christoph
Anja, Jörg und Martin

herzlich gewidmet

Geleitwort

Die gastrointestinale Endoskopie hat in den kurzen Jahren seit ihrer Einführung eine wesentliche Rolle in der Betreuung von Patienten mit Erkrankungen des Ösophagus, des Magens, des Duodenums und des Colons, schließlich auch des Dünndarms erlangt. Vorwiegend auf dem Gebiete der gastro-ösophagealen und Colonpathologie hat sich zudem für die operative, d.h. therapeutisch ausgerichtete Endoskopie beim erwachsenen Patienten ein klar definierter Indikationenkreis herauskristallisiert.

Beim Säugling und beim Kind galt es zunächst, die technischen Probleme zu lösen – Instrumente zu entwickeln, welche in Hinsicht auf Kaliber und Flexibilität auch in dieser Altersklasse möglichst gefahrlos und ohne zu große Unannehmlichkeiten angewandt werden können. Nicht minder wichtig war es auch, die spezifischen Indikationen, Techniken und Befunde in dieser Altersklasse klar herauszuarbeiten: so z. B. sind das Ulcus ventriculi et duodeni selten beim Kind, die Karzinome im oberen und unteren Magen-Darmtrakt ebenfalls. Andere Krankheitsbilder, wie Mißbildungen und andere angeborene Störungen sind häufiger. Ferner erlangt die Früherfassung von Läsionen bei chronisch-entzündlichen Darmerkrankungen (Colitis ulcerosa und Ileocolitis granulomatosa Crohn) eine immer größere Bedeutung in der Pädiatrie angesichts der rapiden Zunahme dieser Krankheitsbilder bei Kindern und wegen der Schwierigkeit sie auf andere Weise, z. B. radiologisch zu erfassen.

Das vorliegende Buch von M. Burdelski und H. Huchzermeyer ist das erste, welches die pädiatrische gastrointestinale Endoskopie umfassend beschreibt. Es ist nicht als Bildatlas, als eine Dokumentation endoskopischer Befunde konzipiert worden, sondern als Lehrbuch der pädiatrischen Gastroenterologie für diejenigen Krankheitszustände, bei welchen die morphologische Diagnose vordergründig ist. Diese werden definiert, die Indikationen und Kontraindikationen verschiedener diagnostischer Verfahren abgewogen, die Technik der Endoskopie beschrieben und die Befunde dargelegt und diskutiert.

Eine ausführliche Ikonographie und Bibliographie erhöht weiter die Bedeutung dieser Ersterscheinung.

Zürich, November 1980   D. H. Shmerling

Danksagung

An dieser Stelle möchten wir den Leitern der Kinderklinik der Medizinischen Hochschule Hannover, besonders Herrn Prof. Dr. med. J. Wenner †, und dem Leiter der Abteilung für Gastroenterologie und Hepatologie der Medizinischen Hochschule Hannover, Herrn Prof. Dr. med. F. W. Schmidt, für ihre tatkräftige Hilfe bei unserer Tätigkeit danken. Durch ihre Hilfe war es erst möglich, gastrointestinale endoskopische Untersuchungen bei Kindern durchzuführen und somit die hier mitgeteilten Erfahrungen zu gewinnen.

Ohne die gleichzeitige Unterstützung und kollegiale Zusammenarbeit vieler niedergelassener und klinisch tätiger Kollegen wäre es nicht möglich gewesen, innerhalb so kurzer Zeit die Basis für dieses Buch zu schaffen. Herrn Prof. Dr. med. H. St. Stender und seinen Mitarbeitern aus dem Institut für Klinische Radiologie der Medizinischen Hochschule Hannover und Herrn Prof. Dr. med. P. Otto, Innere Abteilung des Krankenhauses Großburgwedel, sei in diesem Zusammenhang besonders gedankt.

Dem Springer-Verlag danken wir für Hilfe und Rat bei der Drucklegung des Buches. Für ihren unermüdlichen Einsatz möchten wir unseren Mitarbeiterinnen, Frau M. Horscht und Frau G. Meinheit-Schmidt, besonders herzlich danken.

M. Burdelski
H. Huchzermeyer

Inhaltsverzeichnis

**7   Erkrankungen und Leitsymptome
des distalen Intestinaltraktes**

1 Allgemeine Vorbemerkungen

1.1 Problemstellung

Die Bedeutung der modernen, vollflexiblen gastrointestinalen Fiberendoskope für Diagnose und auch Therapie der Erkrankungen des Magen- und Darmtraktes steht heute außer Zweifel. Innerhalb weniger Jahre wurde die Endoskopie des Verdauungstraktes beim Erwachsenen zur unverzichtbaren Routine. Der Wert dieser Untersuchungsmethode beruht neben der direkten Betrachtung der Schleimhaut und ihrer Veränderungen auf der Möglichkeit, gezielte Gewebsentnahmen aus der Schleimhaut für die histologische Untersuchung vorzunehmen.

Die technische Entwicklung gerade der letzten 5 Jahre erlaubte schließlich die Herstellung von dünnkalibrigen, aber dennoch voll funktionsfähigen Fiberendoskopen, die bei Kindern jeder Altersstufe eingesetzt werden können [1, 3, 5, 9–11, 13, 15, 17]. Da durch diesen Fortschritt für die Zukunft eine erhebliche Zunahme gastrointestinaler Endoskopien bei Kindern zu erwarten steht, sollten wir vor der uneingeschränkten Übernahme der Erfahrungen, die mit der Endoskopie des Erwachsenen gewonnen wurden, drei Fragen zu beantworten suchen:

1. Ist es seitens der bei Kindern vorkommenden Erkrankungen des Gastrointestinaltraktes überhaupt sinnvoll zu endoskopieren?
2. Kann man, aufbauend auf dem jetzigen Stand der technischen Entwicklung Kinder risikolos endoskopieren?
3. Unter welchen Voraussetzungen schließlich soll oder kann man Kinder endoskopieren?

Die bisher veröffentlichten Erfahrungen über die pädiatrische gastrointestinale Fiberendoskopie lassen die ersten beiden Fragen sicher positiv beantworten. Erkrankungen, die mit oberflächlichen Schleimhautveränderungen einhergehen, wie z. B. die Refluxkrankheit, die akuten gastroduodenalen Läsionen, gastrointestinale Blutungsquellen, entzündliche Dickdarmerkrankungen, besonders in ihrer Frühphase und auch polypöse Veränderungen des Gastrointestinaltraktes konnten in ihrer Bedeutung für das Kindesalter erst mit Hilfe der endoskopischen Untersuchungen voll erkannt werden. Diese gastrointestinalen Endoskopien ließen sich sogar ausnahmslos in einer Form durchführen, die den besonderen Bedingungen des Kindesalters gerecht wurde [1, 3, 5, 10, 13, 15, 17].

Die dritte Frage ist dagegen noch nicht in vollem Umfang beantwortet. Wir sehen daher eine wesentliche Aufgabe dieses Buches in der Beschreibung der für Kinder erforderlichen Untersuchungsgeräte, der für diese Altersgruppe besonderen Untersuchungstechnik sowie der in quantitativer und qualitativer Hinsicht vom Erwachsenen abweichenden endoskopischen Befunde. In erster Linie geht es uns aber darum, den Stellenwert der endoskopischen Untersuchungen im Rahmen der allgemeinen Diagnostik von angeborenen und erworbenen Erkrankungen des Magen-Darmtraktes, der Gallenwege und des Pankreas beim Kind zu erarbeiten.

Gerade bei Kindern ist eine ausschließlich endoskopische Diagnose nach unseren Erfahrungen mit Risiken behaftet. Die endgültige Diagnose muß durch die Integration anamnestischer, klinischer, klinisch-chemischer, röntgenologischer, endoskopischer und schließlich histologischer Befunde erarbeitet werden.

1.2 Assistenzpersonal

Die erforderliche Zahl des Personals bei endoskopischen Eingriffen im Kindesalter wird im wesentlichen von der Art des Eingriffs bestimmt. Bei der diagnostischen *oberen Intestinoskopie* sind neben dem Untersucher mindestens zwei weitere Hilfskräfte zu empfehlen [4]. Eine Hilfskraft wird als Assistenz eingesetzt, die zweite zur Überwachung und Betreuung des Kindes. Bei therapeutischen Eingriffen ist eine zusätzliche Kraft erforderlich. Die Anwesenheit der Eltern bei der Untersuchung ist weder prinzipiell abzulehnen noch zu fordern. Es gibt Kinder, die durch die Anwesenheit des Vaters oder der Mutter beruhigt werden. Andere jedoch können durch die Anwesenheit der Eltern im Gegenteil besonders unruhig oder sogar unberechenbar werden.

Bei der *Koloskopie* sollten ebenfalls neben dem Untersucher zwei Hilfskräfte anwesend sein.

Auch hier wird eine Hilfskraft zur direkten Assistenz, die zweite zur Überwachung und Beschäftigung bzw. Ablenkung des Kindes benötigt. Nach unseren Erfahrungen ist die Anwesenheit der Eltern gerade bei der Koloskopie eher nützlich als bei der oberen Intestinoskopie.

1.3 Raumausstattung

Die Anforderungen an die Ausstattung eines Endoskopie-Raumes sind für die pädiatrische gastrointestinale Endoskopie im wesentlichen identisch mit denen für die gastrointestinale Endoskopie des Erwachsenen [8]. Der Endoskopieraum muß vollständig abgedunkelt werden können, um eine optimale Lichtausbeute auch bei den dünnkalibrigen faseroptischen Lichtleitern der pädiatrischen Instrumente zu ermöglichen.

Für die obere Intestinoskopie und die Koloskopie werden die Kinder am besten auf

Tabelle 1.1. Herstellerverzeichnis

Hersteller	Endoskope Zubehör	Firmenanschrift
1. ACM Wappler International GmbH	Endoskope Zubehör	Taunusstr. 38, 8000 München 40
2. Endofix, W. Grisat	Zubehör	Postfach 405, 4010 Hilden
3. Endoparts, G. Pauldrach	Zubehör	Fienhagen 34, 3008 Garbsen 1
4. Fuji Photo Optical CO., LTD (Europe Office)		Königsallee 92a, 4000 Düsseldorf 1
5. MTW	Zubehör	Postfach 140042, 4230 Wesel 14
6. Machida Endoscope GmbH	Endoskope Zubehör	Knorrstr. 83b, 8000 München 40
7. Olympus Optical CO (Europa) GmbH	Endoskope Zubehör	Steindamm 105, 2000 Hamburg 1
8. Karl Storz KG	Endoskope Zubehör	Herrmanstr. 14, 7200 Tuttlingen
9. Richard Wolf GmbH	Endoskope Zubehör	Postfach 40, 7134 Knittlingen

verstellbaren Endoskopie- bzw. Operationstischen gelagert (Herstellerverzeichnis, s. Tabelle 1.1). Die Möglichkeiten der Umlagerung sind auf einem einfachen Röntgentisch bei weitem nicht so optimal wie auf einem Operationstisch oder Endoskopietisch, so daß die Vorteile vor allem der Koloskopie durch die Bildwandlerkontrolle wegen der erschwerten Endoskopietechnik wieder aufgehoben werden. Die Durchleuchtung mit einem sog. C-Bogen ist wegen der vergleichsweise hohen Strahlenbelastung der Kinder und des Personals nicht zu empfehlen.

1.4 Zubehör

Hygiene. Auch hier gelten für Kinder im Prinzip die gleichen Anforderungen, wie sie inzwischen für Erwachsene gestellt werden [7, 14, 16]. Bei der Untersuchung von Neugeborenen und jungen Säuglingen ist jedoch wegen der besonderen Gefährdung dieser Kinder durch bakterielle Kontamination eine Desinfektion der Geräte erforderlich [17]. Eine Gassterilisation der Geräte mit Äthylen-Oxid kann bei unvollständiger Lüftung im Anschluß an die Sterilisation zu einer Schleimhautverätzung führen [18]. Inzwischen sind die technischen Voraussetzungen für eine Desinfektion von Fiberendoskopen mit flüssigen Desinfektionsmitteln beschrieben. Ein erstes Gerät ist bereits auf dem Markt (Endoparts, Tabelle 1.1). Weitere Geräte sind in Vorbereitung.
Eine schonende Aufbewahrung der Endoskope ist wegen der Gefahr von Faserbrüchen besonders wichtig. Nach unseren Erfahrungen hat sich die Lagerung der dünnkalibrigen pädiatrischen Geräte in ausgepolsterten Schubläden nach sorgfältigem Trocknen in geeigneten Hängevorrichtungen bewährt.

Zubehör für operative und therapeutische Endoskopie. Für die operative und therapeutische Endoskopie wird ein vielfältiges Zubehör benötigt. Es umfaßt Schlingen, Greifzangen, Injektionskanülen, Scheren, Sonden und Elektroden (Tabelle 1.2). Für die pädiatrischen Instrumente ist bei der Beschaffung dieser verschiedenen Zusatzgeräte die Größe des Instrumentierkanals zu beachten, da dieser nicht für alle Zusatzinstrumente geeignet ist.

Tabelle 1.2. Zubehör für die operative und therapeutische Endoskopie

Gerät	Indikation
Fremdkörperfaßzange	Fremdkörperextraktion
Injektionskanüle	Notfallendoskopie bei intestinaler Blutung
Knopfelektrode	Intestinalblutung
Münzgreifzange	Fremdkörperextraktion
Polypektomieschlinge	Polypektomie Fremdkörperextraktion
Polypengreifzange	Polypektomie Fremdkörperextraktion
Spülsonde	Blutung, Verschmutzung
Scherenzange	Durchtrennen von Membranen, Fäden

Reanimation. Für die pädiatrische-gastrointestinale Endoskopie ist wegen der Gefährdung der Kinder durch allgemeine und durch untersuchungstypische Komplikationen die Voraussetzung für eine medikamentöse und apparative Reanimation erforderlich. Eine entsprechende Ausrüstung muß griffbereit im Endoskopieraum vorhanden sein, ein Anästhesist muß in Rufbereitschaft stehen.

1.5 Dokumentation

Die dünnkalibrigen, pädiatrischen Fiberendoskope weisen im Vergleich zu den Normalgeräten einen relativ hohen Helligkeitsverlust auf. Es empfiehlt sich daher, für pädiatrische Fiberendoskope nur Lichtquellen mit hoher Leistung zu verwenden.

Eine sinnvolle endoskopische Fotografie ist nur dann möglich, wenn die direkte Zuordnung einer Aufnahme zu einem endoskopischen Befund und schließlich zu einem histologischen Befund möglich ist. Dies wird durch das Benutzen einer sog. Datenrückwand erleichtert, die von den Herstellerfirmen der zu den einzelnen Endoskopen passenden Fotoapparate zu beziehen ist. Ohne Datenrückwand kann eine sinnvolle Dokumentation nur mit bereits während der Untersuchung vorzunehmender Aufzeichnung von Befund, Biopsie und Fotografie auf einem Befundbogen erfolgen (Abb. 1.1 und 1.2). Diese Aufgabe übernimmt nach unseren Erfahrungen am besten eine der zur Verfügung stehenden Hilfskräfte.

1.6 Einwilligungserklärung

Wie jeder ärztliche Eingriff gilt auch die Endoskopie nach der geltenden Rechtsprechung als Körperverletzung. Eine Rechtswidrigkeit wird vom behandelnden Arzt aber nur dann begangen, wenn er den Eingriff ohne gültige Einwilligung des Patienten vornimmt. Eine gültige Einwilligung setzt voraus, daß der Patient – bei Kindern die Eltern oder die gesetzlichen Vertreter – durch eine entsprechende Aufklärung das Wesen, die Bedeutung und die Tragweite eines Eingriffs sowie seiner Unterlassung in seinen Grundzügen erkannt haben [2].

Die Aufklärung muß unaufgefordert geschehen und in ihrer Form der Intelligenz, der körperlichen und psychischen Verfassung des Patienten bzw. seiner Eltern oder gesetzlichen Vertreter angepaßt sein.

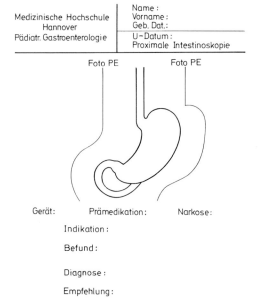

Abb. 1.1. Dokumentationsbogen für die obere Intestinoskopie. Dieser Dokumentationsbogen erfüllt neben seiner Aufgabe als Untersuchungsprotokoll den Zweck, endoskopische, fotografische und histologische Befunde exakt einander zuzuordnen. Er ist außerdem als Vorabinformation für den behandelnden Arzt gedacht

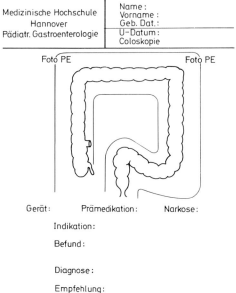

Abb. 1.2. Dokumentationsbogen für die Koloskopie

Auf mögliche Komplikationen muß dann hingewiesen werden, wenn ihre Häufigkeit bei 0,2% oder mehr liegt. Für die gastro-intestinale Endoskopie speziell bedeutet dies, daß auf die Gefahr der Trachealkompression, der Perforation, der Blutung, der Schleimhautverletzung, der intramuralen Blutung und der Infektion hingewiesen werden muß (s. Kap. 2.4). Ebenfalls erwähnt werden sollte das Risiko der Aspira-tion bei Patienten mit gastroösophagealem Reflux oder Magenausgangsstenose und das Risiko der Herzrhythmusstörung, sowie das Risiko des Sigmavolvulus bei der Koloskopie (s. Kap. 6.4). Muß das Kind in Narkose untersucht werden, so hat die Aufklärung auch die Risiken der Narkose mitzuerfassen.

Schwierig wird die Situation dann, wenn die Eltern oder der gesetzliche Vertreter zwar einer endoskopischen Untersuchung zugestimmt haben, der Patient aber diesen Eingriff selbst ablehnt. Diese Situation ist häufig bei Jugendlichen gegeben. In Anlehnung an die Vorschläge der Erlanger Medizinischen Klinik und Poliklinik haben wir die in Abb. 1.3 wiedergegebene Einwilligungserklärung für endoskopisch-diagnostische und -therapeutische Eingriffe im Kindesalter entwickelt. Gemäß der Empfehlung von Andreas [2] ist alternativ der Vermerk in den Krankenunterlagen des Patienten über das Aufklärungsgespräch zulässig. In jedem Fall ist aber die Aufklärung beider Eltern vor einem Zeugen mit dem entsprechenden schriftlichen Vermerk aller Beteiligten günstig.

Über die Notwendigkeit des folgenden Eingriffs:

....

an unserem Kind/Mündel sind wir heute von

Herrn/Frau Dr. ....

unterrichtet worden. Die möglichen Folgen der

Unterlassung dieses Eingriffs: ....

....

sowie seine möglichen Komplikationen:
Kompression der Luftröhre, Organverletzung, Blutung, Schleimhautverletzung, Wandblutung und Infektion, sind uns ausführlich erläutert worden.
Wir sind damit einverstanden, daß der Eingriff ohne Narkose/in örtlicher Betäubung/in örtlicher Betäubung und Sedierung/in Allgemein-Narkose durchgeführt wird. Die Risiken der zur örtlichen Betäubung, Sedierung und Narkose erforderlichen Medikamente sind uns erläutert worden.

Hannover, den

....

Unterschrift der Eltern

....

Unterschrift des Arztes

Abb. 1.3. Einwilligungserklärung für endoskopisch-diagnostische und -therapeutische Eingriffe

Literatur

1. Ament ME, Christie DL (1977) Upper gastrointestinal fiberendoscopic endoscopy in pediatric patients. Gastroenterology 72:1244–1248
2. Andreas M (1979) Endoskopie: Rechtliche Probleme, Aufklärungspflicht und Kunstfehlerbegutachtung. Diagnostik und Intensivtherapie 2:13–16
3. Burdelski M (1978) Endoscopy in pediatric gastroenterology. Eur J Pediatr 128:33–39
4. Burdelski M (1980) Gastroenterologische Diagnostik. In: Bachmann KD, Ewerbeck H, Joppich G, Kleihauer E, Rossi E, Stalder GR (Hrsg.) Paediatrie in Klinik und Praxis. Fischer, Stuttgart New York; Thieme, Stuttgart
5. Cadranel S, Rodesch P, Peeters JP, Cremer M (1977) Fiberendoscopy of the gastrointestinal tract in children. A series of 100 examinations. Am J Dis Child 131:41–45

6. Demling L, Classen M, Frühmorgen P (1974) Atlas der Enteroskopie, Springer, Berlin Heidelberg New York
7. Demling L (1978) Significance and current status of disinfection in gastroenterological endoscopy. Endoscopy 10:69–70
8. Frühmorgen P, Classen M (1974) Endoskopie und Biopsie in der Gastroenterologie, Springer, Berlin Heidelberg New York
9. Gans SL, Ament M, Christie DL, Liebman WM (1975) Pediatric endoscopy with flexible fiberscopes. J Pediatr Surg 10:375–380
10. Graham DY, Klish WJ, Ferry GD, Sabel JS (1978) Value of fiberoptic gastrointestinal endoscopy in infants and children. South Med J 71:558–560
11. Gyepes MT, Smith LE, Ament ME (1977) Fiberoptic endoscopy and upper gastrointestinal Series. Comparative analysis in infants and children. A J R: 128:53–56
12. Halter F (1978) Indikation und Gefahren der gastroenterologischen Endoskopiemethoden. Schweiz med Wochenschr 108:134–137
13. Liebman WM (1977) Fiberoptic endoscopy of the gastrointestinal tract in infants and children. 1. Upper intestinal endoscopy in 53 children. Am J Gastroenterol 68:362–366
14. Lindstaedt H, Krizek L, Miederer SE, Botzenhart K (1978) Experiences and problems in the disinfection of fibre endoscopes. Endoscopy 10:80–85
15. Mougenot JF, Polonovski C, Perreau G (1975) Fibroscopie oesogastro duodénale en pédiatrie. Premiers résultats. J Fr Otorhinolaryngol 24:35–40
16. Schenk J, Riemann JF, Schroll P, Grät W (1978) Bacteriological efficiency of a standardized cleansing and disinfection technique for duodenoscopes. Endoscopy 10:75–79
17. Tedesco FJ, Goldstein PD, Gleason WA, Keating JP (1976) Upper gastrointestinal endoscopy in the pediatric patient. Gastroenterology 70:492–494
18. Ujeyl AK, Wurbs D, Adam W, Classen M (1978) Gas sterilization of fiber endoscopes. Endoscopy 10:71–74

2 Proximale Intestinoskopie

2.1 Geräte und Zubehör

Bei der Passage des gastrointestinalen Fiberendoskops durch den Ösophagus stellt die Wirbelsäule ein festes Widerlager dar. Je nach Durchmesser des Gerätes können daher die Hinterwand des Kehlkopfes und der Trachea mehr oder minder komprimiert werden. Beim Erwachsenen spielt diese Trachealkompression praktisch keine Rolle, bei Kindern muß jedoch mit ihr gerechnet werden (Abb. 2.1). Ein gastrointestinales Fiberendoskop ist somit für Untersuchungen bei Kindern um so geeigneter, je geringer sein Durchmesser ist. Erfahrungsgemäß werden die speziellen pädiatrischen gastrointestinalen Fiberendoskope: GIF-P$_2$ (Olympus), FGI-SD (Machida) und TX-7 (ACM) von Kleinkindern ab dem Alter von drei Jahren ohne klinisch faßbare Zeichen ·der Trachealkompression toleriert [2, 3, 5]. Säuglinge und Kleinkinder unter drei Jahren können jedoch unter Umständen bei den größeren pädiatrischen Instrumenten eine Trachealkompression erleiden, so daß sich in dieser Altersgruppe die ausschließliche Verwendung des Gerätes GIF-P$_2$ (Olympus) emp-

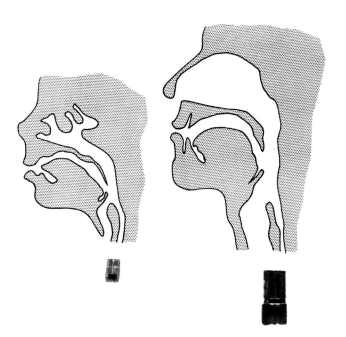

Abb. 2.1. Maßgerechte, schematische Darstellung von Rachen und Pharynx des Säuglings mit dem in dieser Region projizierten Gerät: GIF-P$_2$ *links*). Die Verhältnisse beim Jugendlichen sind auf der *rechten* Seite in Verbindung mit dem Gerät GIF-D$_3$ dargestellt

fiehlt [3, 5], dessen maximaler äußerer Durchmesser lediglich 9 mm beträgt.

Die Anforderungen an die übrigen Eigenschaften eines gastrointestinalen Fiberendoskops wie: optische Eigenschaften, Flexibilität und Verwindungssteife des Schaftes, Abwinkelbarkeit der Spitze, Größe des Instrumentierkanals und Wirksamkeit der Saug-Spülvorrichtung müssen trotz der Forderung nach einem möglichst kleinen Durchmesser des Gerätes voll erfüllt sein [5]. Bei der rein diagnostischen Endoskopie sind diese Eigenschaften nicht im gleichem Umfang gefordert wie bei der Notfallendoskopie (z. B. bei akuter Intestinalblutung oder nach Säure-Laugen-Ingestion) und bei operativ-endoskopischen Eingriffen [3].

Wenn auch ab dem Alter von etwa zehn Jahren Normalgeräte verwandt werden können [5, 15, 20, 32], so ist doch die Endoskopie mit pädiatrischen Instrumenten auch für die Patienten jenseits dieser Altersgrenze wesentlich angenehmer. Es sollten daher bei Untersuchungen von Kindern und auch Jugendlichen prinzipiell die pädiatrisch-gastrointestinalen Fiberendoskope benutzt werden [3, 5]. Eine Übersicht über die technischen Daten dieser pädiatrischen Geräte und der nur im Ausnahmefall zu verwendenden normalen gastrointestinalen Fiberendoskope gibt die Tabelle 2.1. Die Anwendungsmöglichkeit der einzelnen Geräte in Abhängigkeit vom Alter des Patienten und von der Indikation sind in der Tabelle 2.2 dargestellt.

Tabelle 2.1. Geräte für die proximale Intestinoskopie im Kindesalter

Gerät	Max. äußerer Durchmesser (mm)	Abwinkelbarkeit der Spitze (°)	Durchmesser des Instrumentierkanals (charr./mm)		Blickwinkel (°)	Tiefenschärfe (mm)
GIF-P$_2$	9	180 ↑ 60 ↓ 100 ↔	5–6	2,0	85	6–100
FGI-SD	9,3	180 ↑ 90 ↓ 110 ↔	7,5	2,6	85	3–150
TX-7 F-7	10	200 ↕ 200 ↔	7	2,3	60	5–100
GIF-Q	11	180 ↑ 90 ↓ 100 ↔	9	2,8	100	3–100
UGI-F	11	210 ↑ 90 ↓ 90 ↔	9	2,8	105	2–120
TX-8 slim F-8	11	180 ↑ 180 ↓ 180 ↔	9	2,8	90	7–100
GIF-D$_3$	13	180 ↑ 80 ↓ 100 ↔	9	2,8	70	3–∞

Tabelle 2.2. Eignung der oberen Intestinoskope in Abhängigkeit vom Alter und der Indikation

Alter (Jahre)	Instrument	
	Routine-Untersuchung	Operative oder Notfall-Endoskopie
< 3	GIF-P$_2$/FGI-SD	TX-7/F-7/FGI-SD
3–10	GIF-P$_2$ TX-7/F-7/UGI-F FGI-SD/GIF-Q	TX-7/F-7 GIF-Q/UGI-F
>10	GIF-P$_2$/FGI-SD TX-7/F-7 GIF-D$_3$ TX-8/F-8 UGI-F	TX-7/F-7 GIF-D$_3$ TX-8/F-8 GIF-Q

2.2 Untersuchungstechnik

Die obere Intestinoskopie ist für Patienten jeden Alters eine subjektiv unangenehme Untersuchung. Die unterschiedlich tolerierten Beschwerden werden durch die Manipulationen mit dem Gerät ausgelöst und äußern sich in Würgen, Brechreiz, Hypersalivation und Erbrechen. Gleichzeitig kann ein Gefühl der Atemnot durch Druck des Gerätes auf den Kehlkopf und die Trachea auftreten.

Während bei Erwachsenen in der Regel von einer Einsicht in die Notwendigkeit einer Untersuchung ausgegangen werden kann, fehlt diese bei Kleinkindern und jungen Schulkindern oft. Nicht selten wird nach einer Prämedikation eine Kooperation der Kinder durch einen Unruhezustand im Sinne einer paradoxen Reaktion verhindert [30]. Normalerweise ist bei einer oberen Intestinoskopie bei Kindern unter sechs Jahren eine Narkose indiziert [3]. Nur wenige Untersucher endoskopieren auch jüngere Kinder ohne Narkose [15, 32]. Darüber hinaus sollten alle Formen der operativen Endoskopie im oberen Intestinaltrakt bis zu einem Alter von 10–12 Jahren nur unter Narkose durchgeführt werden [23]. Als Narkosemethode kommt ausschließlich die Intubationsnarkose in Frage. Alle anderen Formen der Narkose sind nicht zu empfehlen [1, 18, 23].

Unabhängig von dieser altersabhängigen Indikation zur Untersuchung in Narkose wird die Entscheidung im Einzelfall vom Untersuchungsgeschick des Untersuchers, von der Auswahl der zur Verfügung stehenden Instrumente und schließlich von der Verhaltensweise des zu untersuchenden Kindes beeinflußt.

Prämedikation. Die obere Intestinoskopie kann frühestens nach einer 6stündigen, besser nach einer 12stündigen Nüchternperiode erfolgen [3, 20, 32]. Wenn nicht in Narkose untersucht wird, sollte die Vorbereitung mit einer intensiven Aufklärung des Kindes über die Vorgänge bei der Untersuchung beginnen. Die Zusammenarbeit beim Einführen des Gerätes und die in dieser Phase wesentliche Atemtechnik müssen mehrfach geübt werden.

In der letzten Zeit haben wir auf jede Prämedikation verzichtet: Die Rachenanästhesie ist wegen der Gefahr der Überdosierung [5] und wegen der Ausschaltung des Hustenreflexes problematisch. Da die Wirkung eines Sedativums (Tabelle 2.3) von den Kindern, die wir mehrfach untersuchen mußten, als weitaus unangenehmer als die Untersuchung selbst empfunden wurde, haben wir bei diesen Patienten auf eine Prämedikation verzichtet. Bei unruhigen oder uns unbekannten Kindern wird die Untersuchung weiterhin mit einer Prämedikation durchgeführt.

Die Gabe von Atropin vor einer endoskopischen Untersuchung des oberen Intestinaltraktes wird nicht mehr prinzipiell gefordert [10]. Man muß sich außerdem darüber im klaren sein, daß die bei Kindern anwendbare Dosis (0,008–0,023 mg/kg Körpergewicht Atropinum sulfuricum s. c.) vagovagale Reflexe nicht sicher unterbinden kann.

Tabelle 2.3. Prämedikation

Präparat	Dosis	Zeitpunkt
Atrop. sulf.	0,023–0,008 mg/kg KG	$^1/_2$ h vor der Untersuchung
Diazepam	2–4 mg langsam i.v.	Unmittelbar vor der Untersuchung
Droperidol-Fentanyl	(Ab 1 Jahr) 0,2–0,8 ml i.m.	$^1/_2$ h vor der Untersuchung
Pethidin	1 mg/kg KG i.m.	$1^1/_2$ h vor der Untersuchung
Chlorprothixen	1 mg/kg KG i.m. nicht mehr als 30 mg	$1^1/_2$ h vor der Untersuchung
Hyoscin-N-Butylbromid	10 mg langsam i.v.	Bei der Untersuchung
Glucagon	0,5 mg s.c. oder i.v.	Bei der Untersuchung

Lagerung. Der Patient wird zur oberen Intestinoskopie in Linksseitenlage gebracht. Bei der Einführung des Gerätes sollte der Kopf in der Halswirbelsäule leicht überstreckt werden, um so das Einführen des Gerätes in die obere Ösophagusenge zu erleichtern (Abb. 2.1).

Untersuchung. Das Einführen des Gerätes ist das schwierigste Manöver bei der oberen Intestinoskopie. Es erfolgt blind, der Patient wird beim langsamen Vorschieben des Gerätes aufgefordert mehrfach zu schlucken. Ein in dieser Phase auftretender Widerstand darf nicht mit Gewalt überwunden werden. Als Ursache dieses Widerstandes findet sich meist eine seitliche Abwinklung des Gerätes, die beim Kind durch das Aufleuchten der Instrumentenspitze links oder rechts am Hals erkenntlich wird. Das Gerät hat sich dann im Rezessus piriformis festgehakt. Bei gestreckter Halswirbelsäule und geradeaus gerichteter Instrumentenspitze gleitet das angefeuchtete Gerät jedoch normalerweise leicht in den Ösophagus.

Die weitere Untersuchung kann nun unter Sicht erfolgen. Man erkennt auf dem Weg zur Kardia eine pulsierende Einengung des Ösophagus, die durch die Aorta bzw. den rechten Vorhof hervorgerufen wird. Im distalen Drittel der Speiseröhre erweitert sich das Lumen dann erneut, um im Bereich der Kardia schließlich strahlenförmig zusammenzulaufen. Die Kardia öffnet sich unter vorsichtiger Luftinsufflation. [1]Nach Absaugen von oft nicht unbeträchtlichen Mengen Nüchternsekrets und weiterer, vorsichtiger Luftinsufflation erhält man eine gute Übersicht über den Magen (Abb. 2.2, Pos. A).

Die Passage durch den Magen erfolgt längs der kleinen Kurvatur bis hin zum präpylorischen Antrum, wo die Instrumentenspitze zunächst an der Seite der großen Kurvatur liegt (Abb. 2.2, Pos. B). Die Darstellung des Pylorus gelingt bei Kindern nur mit einem maximalen Aufrichten der Instrumentenspitze wie bei einer Inversion. In dieser Position blickt man auf die große Kurvatur zurück, in deren Falten der Schaft des Gerätes liegt (Abb. 2.2, Pos. C). Beim Absenken der Instrumentenspitze wird zunächst die Angulusfalte, darunter schließlich erst der Pylorus sichtbar. Um aus dieser Position das Gerät bis in den Pyloruskanal vorzuschieben, ist trotz der Linksseitenlagerung des Patienten eine Überdehnung des Magens kaum zu vermeiden (Abb. 2.2, Pos. D). Dieser Teil der Untersuchung ist für den Patienten erneut unangenehm oder

---

1 Die zu erwartende Länge des Ösophagus kann folgendermaßen geschätzt werden: Entfernung zwischen äußerem Gehörgang-Nasenspitze-Xiphoid, entsprechend etwa 15 cm beim Neugeborenen und etwa 35 cm beim Jugendlichen

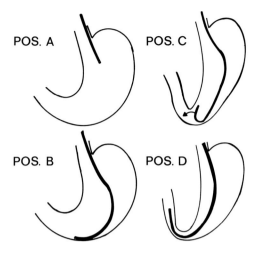

POS. A POS. C

POS. B POS. D

Abb. 2.2. Beschreibung s. Text

schmerzhaft. Der Druck auf die Instrumentenspitze muß nach Erreichen des Pylorus unmittelbar entlastet, das Gerät selbst in einer Rechtsdrehung bis in die pars dencendens duodeni geschoben werden.

Die eigentliche Inspektion aller Wandabschnitte erfolgt beim Zurückziehen des Gerätes. Die Bulbusvorderwand ist bei Benutzung der pädiatrischen Instrumente gut einzusehen, die Bulbushinterwand dagegen nur bei maximaler Beugung der Gerätespitze nach rechts und gleichzeitiger Rotation des Gerätes um die Längsachse. Der Magenfundus und die Kardiaregion müssen duch eine Inversion des Gerätes dargestellt werden. Dank der Flexibilität der pädiatrischen Instrumente erübrigt sich ein Vorschieben des Gerätes über die kleine und große Kurvatur bei diesem Manöver. Vor dem weiteren Rückzug des Endoskops in den Ösophagus müssen das Gerät begradigt und eine evtl. Fixierung freigegeben werden, um Verletzungen im Kardiabereich zu verhindern.

Der normale Untersuchungsgang muß bei folgenden Problemen vorzeitig beendet werden:

– Bei in- und exspiratorischem Stridor, der Hinweis auf eine Trachealkompres-

sion ist [3]. Diese Situation kann nicht nur zu Beginn der Untersuchung durch Druck der im Vergleich zum Schaft etwas dickeren Instrumentenspitze auf die Trachea ausgelöst werden, sondern auch dann, wenn bei Inversionsmanövern im Magen der Schaft des Gerätes nach ventral torquiert wird.

– Bei Aufgabe der Kooperation durch den Patienten, die in der Regel durch Schmerzen ausgelöst wird.

Nachsorge. Untersuchungen ohne Prämedikation oder Narkose erfordern in der Regel keine Nachbeobachtung in der Klinik. Nach Anwendung von Dolantin, Truxal oder Thalamonal (Tabelle 2.3) müssen die Eltern jedoch darauf aufmerksam gemacht werden, daß eine Beeinträchtigung des Reaktionsvermögens der Kinder für die Dauer von 24 h, in einigen Fällen sogar bis 36 h eintreten kann. Die Eltern müssen sich dementsprechend auf eine Aufsicht der Kinder einrichten.

2.3 Besondere Untersuchungstechniken

2.3.1 Obere Intestinoskopie in Narkose

Die Indikation zur endoskopischen Untersuchung in Narkose kann auf Grund des Alters, einer fehlenden Kooperation und der Art des geplanten Eingriffs gestellt werden. Als Narkoseart kommt bei der oberen Intestinoskopie nur die endotracheale Intubationsnarkose in Relaxierung in Frage.

Die Untersuchungstechnik selbst ist bei den meist orotracheal intubierten Patienten besonders in der Anfangsphase zu modifizieren. Der ohnehin schon enge Pharynxbereich ist durch den Tubus zusätzlich verlegt (Abb. 2.1). Ein blindes Vorschieben des Gerätes ist daher wegen der Gefahr der Dislokation des Tubus durch das Endoskop nicht zu empfehlen. Das sicherste Vorgehen besteht zunächst in der Darstellung des Ösophaguseingangs durch das Laryngoskop. Das Endoskop wird dann vom Anästhesisten unter laryngoskopischer Sicht in den Ösophaguseingang geführt. Das weitere Vorschieben kann dann durch den Untersucher selbst von dem Augenblick an übernommen werden, wo er freie Sicht auf das Ösophaguslumen hat. Wegen der aufgehobenen Schmerzreaktion muß in dieser Anfangsphase der Untersuchung vor allem bei Ösophagusstenosen, Ösophagitiden und frischen Ösophagusverätzungen besonders sorgfältig vorgegangen werden.

Durch die Relaxation des Patienten entsteht eine zweite schwierige Phase der oberen Intestinoskopie während der Passage des Gerätes in das Duodenum. Der Magen wird bis zum Passieren des Pyloruskanals vom Augenblick seiner endoskopischen Darstellung an um etwa 20, oft auch 30 cm überdehnt.

Beim Rückspiegeln ergibt sich ein drittes Gefahrenmoment dadurch, daß der Tubus vom Endoskop aus der Trachea gezogen werden kann. Der Anästhesist muß daher beim Zurückziehen des Gerätes den Tubus manuell fixieren. Die Dislokation des Tubus kann besonders leicht beim gleichzeitigen Zurückziehen und Umlagern des Patienten auftreten.

2.3.2 Notfallendoskopie bei akuter Intestinalblutung

Die Voraussetzung für eine Notfallendoskopie bei dieser Indikation sind stabile Kreislaufverhältnisse. Wegen der möglichen negativen Auswirkung auf den Kreislauf sollte daher entweder auf die Prämedikation verzichtet oder aber nur in Narkose untersucht werden [19]. Auf eine Eiswasserspülung vor der Notfallendoskopie kann zunächst verzichtet werden, da trotz Blutung meist eine ausreichende Übersicht zu erhalten ist. Die Spülung irritiert die Kinder zusätzlich, so daß man allein aus diesem Grund auf diese Vorbereitung ver-

zichten sollte, zumal ihr therapeutischer Wert umstritten ist. Bei diesem Vorgehen ist aber die Benutzung eines Gerätes mit wirksamem Absaugkanal unumgänglich. Wenn eine einwandfreie Beurteilung der Schleimhaut von Ösophagus, Magen und Duodenum infolge der Blutung nicht mehr möglich ist, muß die Endoskopie zunächst unterbrochen und nach einer Eiswasserspülung erneut versucht werden.

Der Zeitpunkt der Untersuchung sollte innerhalb der ersten 24 h nach Blutungsbeginn liegen. Untersuchungen zu einem späteren Zeitpunkt können evtl. keine Auskunft über mögliche Blutungsquellen mehr geben. Wie durch Kontrolluntersuchungen innerhalb dieser Zeit nachgewiesen wurde, können z. B. akute Erosionen innerhalb 24 h bereits völlig abgeheilt sein. Die Notfallendoskopie bei akuter Intestinalblutung muß vollständig sein. Die Gefährdung des Patienten ist erst durch die Kenntnis bzw. den Ausschluß zusätzlicher, auch potentieller Blutungsquellen im gesamten einsehbaren Abschnitt des oberen Intestinums zu erkennen. Ist keine Blutungsquelle zu identifizieren, so sollte bei Fortbestehen der Blutung in gleicher Sitzung eine Koloskopie durchgeführt werden, um Blutungsquellen wie zum Beispiel Polypen oder akute Ulzera im Bereich des Colon auszuschließen. Bei unauffälligem Befund im oberen Intestinaltrakt und im Colon kann bei jungen Kindern dann mit einer hohen Wahrscheinlichkeit von einer Blutung aus einem Meckelschen Divertikel ausgegangen werden (s. Kap. 3.1 und 3.10).

2.3.3 Endoskopie bei im Ösophagus festsitzenden Fremdkörpern

Fremdkörper, die 6 h nach Ingestion noch im Ösophagus festsitzen, müssen wegen der Gefahr von Drucknekrosen umgehend entfernt werden [23]. Die endoskopische Extraktion von lange im Ösophagus liegenden Fremdkörpern kann gefährlicher als die Thorakotomie selbst sein [23].

Die fiberendoskopische Extraktion von Fremdkörpern aus dem Ösophagus ist besonders im Bereich der Ösophagusengen technisch sehr schwierig. Spitze oder tangential im Ösophaguslumen steckende Fremdkörper sollten daher primär mit starren Instrumenten geborgen werden, da diese eine bessere und schonendere Extraktion erlauben.

2.3.4 Notfallendoskopie bei Säure-Laugen-Ingestion

Bei dieser Indikation sollten Kleinkinder nur in Narkose, ältere Kinder je nach klinischem Befund entweder in Narkose oder ohne Prämedikation untersucht werden. Die Entstehung einer korrosiven Ösophagitis nimmt, abhängig von der Art des Ingestionsmaterials, nur Stunden in Anspruch [27]. Es ist bei Kindern erfahrungsgemäß nur selten möglich, vor der Entstehung dieser korrosiven Ösophagitis eine Notfallendoskopie durchzuführen (s. Kap. 3.12). Man sollte daher auf die Notfallendoskopie verzichten, wenn sie nicht innerhalb von 2 h möglich ist.

2.3.5 Operative Endoskopie im proximalen Intestinaltrakt

Operativ-endoskopische Eingriffe im Bereich von Ösophagus, Magen und Duodenum werden bei Kindern bislang nur in wenigen Zentren durchgeführt. Dabei überwiegen Fremdkörperextraktionen (Tabelle 1.2). Polypektomien und Wandsklerosierungen bei Ösophagusvarizen werden weitaus seltener vorgenommen [9, 23, 24, 28]. Erst in der letzten Zeit wurden Mitteilungen über endoskopische Behandlungen von Stenosen und Strikturen bei angeborenen und erworbenen Erkrankungen des proximalen Intestinaltraktes veröffentlicht [6]. Bei schwierigen kinderchirurgischen Eingriffen wurde die operative Endoskopie mit Erfolg als ergänzende Methode angewandt [34]. Schließlich wurde in Einzelfällen eine endoskopische Verklebung von Fisteln durchgeführt [13].

Die Anforderung, die bei derartigen Eingriffen an Instrumentarium, Untersuchungstechnik und Vorbereitung gestellt werden, gehen weit über das bei rein diagnostischen Eingriffen übliche Maß hinaus. Ohne eine optimale Zusammenarbeit zwischen Pädiatern, Kinderchirurgen und Röntgenologen sind diese Eingriffe nicht möglich.

Trotz dieser Einschränkungen wird in Zukunft der Anteil der operativ-endoskopischen Maßnahmen bei Kindern, gemessen an der Gesamtzahl der Endoskopien, steigen. Diese Entwicklung ist durch die seit einigen Jahren bei Erwachsenen gewonnenen Erfahrungen bereits vorgezeichnet [7, 17].

2.4 Indikationen, Kontraindikationen und Komplikationen

Die bisher publizierten Berichte über obere Intestinoskopien bei Kindern lassen wegen unterschiedlicher Erfahrung der Untersucher und unterschiedlicher Qualität ihrer Ausrüstung nur mit gewissen Einschränkungen eine Bewertung der Indikationen in dieser Altersgruppe zu (Tabelle 2.4).

Von herausragender Bedeutung ist in den Augen aller Untersucher die obere Intestinoskopie bei der Diagnostik der oberen *Intestinalblutung*. Dies gilt sowohl für die akute als auch für die chronisch-okkulte Form [1, 3–5, 11, 14–16, 19, 20, 22, 25, 26, 28, 30, 32, 33].

Von der Häufigkeit der klinischen Symptome her betrachtet, sind die *Funktionsstörungen* im Kindesalter sicher weitaus zahlreicher als alle anderen in Frage kommenden Erkrankungen. Die hohe Zahl der endoskopischen Normalbefunde bei dieser Indikation relativiert aber die Bedeutung der Endoskopie bei dieser Indikationsstellung erheblich [1, 5, 15, 20, 28, 32] (Kap. 3.6). Die Endoskopie sollte in diesen

Tabelle 2.4. Indikationen für die proximale Intestinoskopie

Krankheitsbilder/Symptome	Ziel
Gastrointestinale Blutung	Nachweis und Lokalisation der Blutungsquelle(n), evtl. Therapie (s. Kap. 3.10)
Erbrechen Dysphagie Unklare Bauchschmerzen	Nachweis bzw. Ausschluß einer organischen Ursache
Unklare Röntgenbefunde: Verdacht auf Ösophagusvarizen	Nachweis bzw. Ausschluß, evtl. Therapie
Pathologischer gastroösophagealer Reflux	Makroskopische und histologische Diagnose, Beurteilung des Schweregrades, Indikation zu operativer oder konservativer Therapie
Verdacht auf Ulcus ventriculi oder duodeni	Nachweis bzw. Ausschluß, histologische Diagnose, Indikation zur operativen oder konservativen Therapie
Verdacht auf Tumor	Makroskopische und histologische Diagnose, evtl. Therapie (polypoide Läsion)
Ingestionsunfälle: Fremdkörper	Extraktion
Säure-Laugenverätzung	Beurteilung des Schweregrades der Schleimhautschädigung, Indikation zur operativen oder konservativen Therapie
Sonstige Indikationen	
Operative Endoskopie	Vermeiden oder Erleichtern einer Thorakotomie bzw. Laparotomie
Postoperative Verlaufskontrolle	Makroskopische und histologische Beurteilung des Behandlungserfolges

Fällen daher nur dann eingesetzt werden, wenn von dem endoskopischen Befund therapeutische Konsequenzen abhängig gemacht werden müssen. Die Entscheidung zur Durchführung einer Endoskopie wird dabei leichter fallen, wenn der Eingriff ohne Intubationsnarkose vorgenommen werden kann.

Unklare Röntgenbefunde stellen eine weitere Indikation für die obere Intestinoskopie dar. Es finden sich hier Kinder mit Verdacht auf Ösophagusvarizen bei portaler Hypertension, mit Verdacht auf Refluxösophagitis bei gastro-ösophagealem Reflux und mit Verdacht auf peptische Läsionen oder Tumoren.

Viele dieser Kinder leiden an zusätzlichen Erkrankungen oder an Komplikationen ihrer Grunderkrankung, so daß sie als besonders gefährdet eingestuft werden müssen [4].

Wenn auch die Röntgenkontrastuntersuchung bei diesen Kindern normalerweise einfacher durchzuführen ist als die Endoskopie, so muß man davon ausgehen, daß oberflächliche Schleimhautläsionen, wie einzelne Varixknoten, akute gastroduodenale Läsionen, ösophagitische Veränderungen und polypoide Läsionen mit der erforderlichen Sicherheit nur mit Hilfe der Endoskopie, ggf. mit gleichzeitiger Biopsie und histologischer Diagnose ausgeschlossen bzw. nachgewiesen und klassifiziert werden können [1, 3, 5, 14–16, 20, 32].

Ingestionsunfälle und Krankheitsbilder, die den Einsatz einer *operativen Endosko-*

pie erfordern, sind im Kindesalter erfahrungsgemäß seltener [23, 27]. *Postoperative Verlaufskontrollen* sind vor allem bei kinderchirurgisch versorgten Patienten mit Atresien und Stenosen zu erwarten [31, 34].

Die Kontraindikationen für die obere Intestinoskopie bei Kindern sind in etwa gleich mit denen bei Erwachsenen (Tabelle 2.5). Es sind akute kardio-pulmonale Dekompensationen [10, 25] und phlegmonöse Entzündungen im Bereich des Ösophagus und Magens, wie sie vor allem nach Säure-Laugeningestionen innerhalb der ersten 48 h entstehen können. Als relative Kontraindikationen werden akute Virus-Hepatitiden und HB$_s$-Antigenämie wegen der Gefahr der Infizierung anderer Patienten mit dem Endoskop und hämorrhagische Diathesen angesehen. Endoskopien bei hämorrhagischen Diathesen sollten nur dann durchgeführt werden, wenn das Risiko der zur Endoskopie erforderlichen Substitutionsbehandlung die Bedeutung des endoskopischen Befundes für die Diagnose und die Therapie nicht übersteigt. Als relative Kontraindikation gilt außerdem die fehlende Kooperation der Kinder.

Komplikationen bei der oberen Intestinoskopie im Kindesalter sind auch bei sorgfältiger Indikationsstellung, optimaler Untersuchungstechnik und Ausrüstung nicht immer zu vermeiden (Tabelle 2.6).

Tabelle 2.5. Kontraindikationen für die obere Intestinoskopie

Allgemeine Kontraindikationen
Kardiale ⎫
Pulmonale ⎬ Dekompensation

Spezielle Kontraindikationen
Akute phlegmonöse Ösophagitis
Akute phlegmonöse Gastritis

Relative Kontraindikationen
Hämorrhagische Diathese
Akute Virushepatitis
HB$_s$-Antigenämie
Fehlende Kooperation des Patienten

Tabelle 2.6. Komplikationen der proximalen Intestinoskopie

Art der Komplikation	Lokalisation
Allgemeine Komplikationen	
Durch Narkose/ Prämedikation wie:	
Überdosierung von Lokalanästhetika	
Extrapyramidal- symptomatik	
Koordinationsstörung	
Atemdepression, Rhythmusstörung	
Aspiration	
Untersuchungstypische Komplikationen	
Perforation	*Ösophagus* (Stenose, Ösophagitis, Divertikel)
Schleimhaut- lazeration	*Ösophagus, Magen, Duodenum* (operative Endoskopie)
Intramurale Blutung	Ösophagus, Magen, Duodenum
Trachealkompression	
Herzrhythmusstörung (vago-vagale Reflexe)	

Allgemeine Komplikationen werden durch die Prämedikation bzw. die Narkose verursacht. Gerade bei Kindern besteht die Gefahr der Überdosierung von Lokalanästhetika [4]. Extrapyramidalsymptomatik, Koordinationsstörungen und Atemdepressionen sind bekannte Nebenwirkungen der für die Prämedikation zur oberen Intestinoskopie verwandten Medikamente. Eine zusätzliche Komplikationsmöglichkeit stellt die Aspiration dar, die besonders bei Patienten mit schwerem gastroösophagealem Reflux beobachtet werden kann.

Die veröffentlichte Zahl *untersuchungstypischer Komplikationen* ist verhältnismäßig gering. Wenn auch Perforationen bei der rein diagnostischen oberen Intestinoskopie im Kindesalter bisher nicht beschrieben wurden, so wird doch diese Komplikationsmöglichkeit in erster Linie gefürchtet [25]. Schleimhautlazerationen kommen dagegen sicher häufiger vor als bisher angegeben. Diese oberflächlichen Schleimhautverletzungen stellen ebenso wie die intramuralen Hämatome aber keine schwerwiegende Komplikation der oberen Intestinoskopie dar [1, 15].

Die Trachealkompression, die sich durch einen in- und exspiratorischen Stridor bemerkbar macht, kann vor allem bei Kleinkindern auftreten, wenn Normalgeräte benutzt werden. Durch die Wahl eines geeigneten Spiraltubus bei der Narkose und eines pädiatrischen gastrointestinalen Fiberskopes für Patienten dieser besonders gefährdeten Altersgruppe sollte diese Komplikation von vornherein ausgeschlossen werden.

Literatur

1. Ament ME, Christie DL (1977) Upper gastrointestinal fiberoptic endoscopy in pediatric patients. Gastroenterology 72:1244–1248
2. Ament ME (1977) A new prototype, 1-channel 4-way tip control pediatric upper gastrointestinal fiberscope. Gastrointest Endosc 23:139–141
3. Burdelski M (1978) Endoscopy in pediatric gastroenterology. Eur J Pediatr 128:33–39
4. Burdelski M, Huchzermeyer H (1978) Endoskopische Befunde bei intestinaler Massenblutung im Kindesalter. Monatsschr Kinderheilkd 126:333–334
5. Cadranel S, Rodesch P, Peeters JP, Cremer M (1977) Fiberendoscopy of the gastrointestinal tract in children. A series of 100 examinations. Am J Dis Child 131:41–45
6. Cadranel S, Rodesch P, Peeters JP, Cremer M, Cremer N (1977) Fiberendoscopic monitorised dilatation of oesophageal strictures in children. Endoscopy 9:127–130
7. Classen M, Farthmann EF, Seifert E, Wurbs D (1978) Operative and Therapeutic Techniques. Clin Gastroenterol 7:741–763
8. Demling L, Classen M, Frühmorgen P (1974) Atlas der Enteroskopie. Springer, Berlin Heidelberg New York
9. Denck H, Sponer D (1976) 17. Sklerosierung der Oesophagusvarizen. Langenbecks Arch Chir 342:173–179
10. Frühmorgen P, Classen M (1974) Endoskopie und Biopsie in der Gastroenterologie. Springer, Berlin Heidelberg New York
11. Gans SL, Ament M, Christie DL, Liebman WM (1975) Pediatric endoscopy with flexible fiberscopes. J Pediatr Surg 10:375–380
12. Gans SL (1977) A new look at pediatric endoscopy. Postgrad Med 61:91–100
13. Gdanietz K, Krause J, Wiesner B (1978) Der endoskopische Verschluß von Rekanalisierungsfisteln nach Oesophagusatresieoperationen mit einem Gewebekleber. Paediat Fortbildk Praxis 46:88–93. Karger, Basel
14. Gleason WA jr, Tedesco FJ, Keating JP, Goldstein PD (1974) Fiberoptic gastrointestinal endoscopy in infants and children. J Pediatr 85:810–813
15. Graham DY, Klish WJ, Ferry GD, Sabel JS (1978) Value of fiberoptic gastrointestinal endoscopy in infants and children. South Med J 71:558–560
16. Gyepes MT, Smith LE, Ament ME (1977) Fiberoptic endoscopy and upper gastrointestinal series. Comparative analysis in infants and children. Am J Roentgenol 128:53–56
17. Halter F (1978) Indikation und Gefahren der gastroenterologischen Endoskopiemethoden. Schweiz med Wochenschr 108:134–137
18. Hempelmann G, Burdelski M, Huchzermeyer H Sedierung und Anaesthesie bei endoskopischen Eingriffen im Kindesalter. In: Die Gastroenterologische Reihe. Bd. 10. Kali-Chemie, 1979
19. Huchzermeyer H, Burdelski M (1978) Notfallendoskopie bei oberer Intestinalblutung im Kindesalter. akt Gastrologie 7:115–120
20. Liebman WM (1977) Fiberoptic endoscopy of the gastrointestinal tract in infants and children. I. Upper endoscopy in 53 children. Am J Gastroenterol 68:362–366
21. Liebman WM (1978) Fiberoptic endoscopy of the gastrointestinal tract in infants and children. II. Fiberoptic colonoscopy and polypectomy in 15 children. Am J Gastroenterol 68:452–455

22. Lux G, Roesch W, Phillip J, Frühmorgen P (1978) Gastrointestinal fiberoptic endoscopy in pediatric patients and juveniles. Endoscopy 10:158–163

23. Manegold BCh, Brands W, Dietze W, Waag KL (1978) Operative Endoskopie am Verdauungstrakt im Kindesalter. Paediat Fortbildk Praxis 46:104–116, Karger, Basel

24. Miederer SE (1977) A snare for the endoscopic extraction of coins. Endoscopy 9:99–100

25. Mougenot JF, Polonovski C, Perreau G (1975) Fibroscopie oesogastro-duodénale en pédiatrie. Premiers résultats (esophago-gastro-duodenal fiberscopy in pediatrics. Preliminary results). J Fr Otorhinolaryngol 24:35–40

26. Mougenot JF, Lemos AT, Jablonski JP, Gruner M (1978) Apport de l'Oesogastro-fibroscopie dans les hernies hiatales et les hémorrhagies digestives de l'enfant. (Upper digestive fiberscopy in paediatrics in hiatal hernia and gastrointestinal haemorrhage). Chir Pediatr 19:163–167

27. Mühlendahl KE v., Oberdisse K, Krienke EG (1978) Local injuries by accidental ingestion of corrosive substances by children. Arch Toxicol (Berl) 39:299–314

28. Munte A, Gutzeit D (1976) Oesophago-Gastro-Duodenoskopie in der diagnostik des rezidivierenden Erbrechens im Kindesalter. Monatsschr Kinderheilkd 124:334–336

29. Paquet KJ, Harler B (1977) Die Therapie der akuten und drohenden Oesophagusvarizenblutung durch Wandsklerosierung der Speiseröhre im Kindesalter. Monatsschr Kinderheilkd 125:538–539

30. Rozen P, Ratan J, Gilat T (1977) Fentanyl-droperidol neuroleptanalgesia in gastrointestinal endoscopy. Gastrointest Endosc 23:142–144

31. Soehendra N, Knipper A, Eckert P (1978) Surgical emergency cases – endoscopic treatment. Endoscopy 10:3–6

32. Tedesco FJ, Goldstein PD, Gleason WA, Keating JP (1976) Upper gastrointestinal endoscopy in the pediatric patient. Gastroenterology 70:492–494

33. Willital GH (1978) Significance of pediatric endoscopy (Editorial). Endoscopy 10:153–157

34. Willital GH, Groitl H, Meier H, Krebs C (1978) Intraoperative endoscopy in oesophageal atresia and anorectal anomalies. Endoscopy 10:163–165

3 Erkrankungen und Leitsymptome des proximalen Intestinaltraktes

3.1 Fehlbildungen des oberen Verdauungstraktes

3.1.1 Ösophagusatresie

Definition. Es handelt sich um eine Hemmungsbildung. Der normale Ablauf des Trennungsvorgangs des Vorderdarmes in Speiseröhre einerseits und Luftröhre andererseits ist gestört. Je nach Zeitpunkt dieser Störung resultieren verschiedene Formen, die man nach Art der Fistel und nach der Art der Ösophagusfehlbildung klassifiziert [99].

Vorkommen. Die Ösophagusatresie mit ösophago-trachealer Fistel ist eine der häufigsten Fehlbildungen des Magen-Darmtraktes überhaupt. Die Häufigkeit wird mit 1:3000–1:4500 angegeben [99]. Die Kombination mit weiteren Mißbildungen muß in Betracht gezogen werden [55].

Symptome. Als Leitsymptom gilt das Herauslaufen von glasig-schaumigem Speichel aus dem Mund bereits unmittelbar nach der Geburt. Spontan oder beim Füttern auftretende Hustenanfälle sind ebenso wie exspiratorische Dyspnoe, Zyanose oder Pneumonie bereits Zeichen einer Komplikation.

Diagnose. Die Verdachtsdiagnose sollte bei der unmittelbar nach der Geburt vorgenommenen Magensondierung gestellt werden. Bei allen anderen Patienten mit dieser Erkrankung muß spätenstens nach Beginn der klinischen Symptome die erforderliche röntgenologische Diagnostik zur Sicherung der Diagnose vorgenommen werden. Die röntgenologische Darstellung der Ösophagusatresie und der Fistel erfolgt mit der einfachen Thorax-Abdomenübersichtsaufnahme im Hängen. Die Kontrastmitteldarstellung der Atresie mit wäßrigem oder bariumhaltigen Kontrastmittel oder mit Hilfe einer kontrastmittelgefüllten Sonde wird kontrovers diskutiert [40, 77, 92].

Endoskopischer Befund. In der Diagnostik der Ösophagusatresie mit Trachealfistel spielt die Endoskopie keine Rolle, da die Diagnose klinisch und röntgenologisch zu stellen ist. Wie man aus Verlaufskontrollen bei Patienten mit operierten Ösophago-Trachealfisteln bei Ösophagusstenosen weiß, sind die Fistelmündungen im Ösophagus endoskopisch auch nur sehr schwer darzustellen [63]. Sie imponieren als kleine Grübchen, die nach ventral zeigen (eigene Beobachtung). Vom endoskopischen Befund her allein kann nicht mit Sicherheit entschieden werden, ob eine Kommunikation zwischen Trachea und Ösophagus besteht. Zum Nachweis einer derartigen Kommunikation ist die kombinierte Ösophago-Tracheoskopie erforderlich, wobei die Diagnose durch die Applikation von Farbstoffen erleichtert wird [10].

Differentialdiagnose. Parabronchiale Divertikel sind angeborene Fehlbildungen mit unvollkommener Trennung zwischen Luft- und Speiseröhre. Diese Fehlbildungen sind meist in Höhe der Bifurkation auf der Ösophagusvorderseite lokalisiert [85]. Weiterhin müssen angeborene tracho-ösophageale Fisteln des H-Typs in Erwägung gezogen werden. Diese Anomalien sind sehr selten, sie machen 1% der Ösophagusanomalien aus [10]. Auch bei dieser Fehlbildung hat die Endoskopie nur in Kombination von Bronchoskopie und Ösophagoskopie Sinn [10].

Endoskopischer Befund bei Verlaufskontrollen. Die Objektivierung eines Behandlungserfolges nach operativer Korrektur einer Ösophagusatresie schließt neben katamnestischen Erhebungen, klinischen Untersuchungen, Funktionsuntersuchungen und Röntgenuntersuchungen auch endoskopische Verlaufskontrollen ein. So ließ sich bei einer Nachuntersuchung von insgesamt 23 Patienten 16–23 Jahre nach erfolgter Operation einer Ösophagusatresie bei 12 Patienten etwa 25 cm distal der Zahnreihe eine peristaltikunabhängige Einschnürung des Lumens nachweisen. Diese stellte jedoch keine funktionelle Stenose dar. Fistelgänge konnten ebenfalls nicht dargestellt werden [63].

3.1.2 Ösophagusstenose

Definition. Membranöse Ösophagusstenosen sind Hemmungsmißbildungen. Es findet sich meist im Übergang zum unteren Ösophagusdrittel eine derbe Membran mit exzentrischer Öffnung. (Synonyma: Ösophagus-Web, Ösophagusdiaphragma.)

Vorkommen. Diese Fehlbildungen sind sehr selten [52, 89]. Sie werden in Kombination mit anderen Mißbildungen des Verdauungstraktes und bei Chromosomenanomalien beobachtet.

Symptome. Im Gegensatz zur ösophago-trachealen Fistel sind die Symptome bei membranöser Ösophagusstenose uncharakteristisch. Meist werden Erbrechen und dysphagische Beschwerden nach Beginn der Ernährung mit festen Speisen beobachtet [44, 52, 58, 63]. Die Diagnose kann aber auch erst im Erwachsenenalter als Zufallsbefund erhoben werden [98].

Diagnose. Die Diagnose wird durch eine sondenlose Kontrastmitteldarstellung des Ösophagus röntgenologisch gesichert (Abb. 3.1a–c). Im Gegensatz zur Diagnostik bei ösophago-trachealer Fistel hat die Endoskopie aber bei dieser Erkrankung die Aufgabe, eine Klärung der Genese der Stenose herbeizuführen. Nur mit Hilfe der Ösophagoskopie und der gezielten Biopsie kann man zwischen einer Ösophagusmembran, einem Ösophagusring oder einer Achalasie und sekundär-entzündlichen Veränderungen unterscheiden [19, 44, 58, 96, 102] (Abb. 3.1).

Endoskopischer Befund. Endoskopisch erkennt man eine meist im unteren Drittel des Ösophagus gelegene, weißliche, nicht transparente Membran mit exzentrischer Öffnung (Abb. 3.1c). Der oberhalb der Membran gelegene Anteil des Ösophagus ist oft dilatiert, der Ablauf der Peristaltik jedoch nicht gestört (Abb. 3.1a). Für die Differenzierung zwischen angeborener Ösophagusmembran, angeborener Ösophagusstriktur und entzündlicher Ösophagusstenose sind gezielte Biopsien aus dem Bereich oberhalb und unterhalb der Membran erforderlich. Bei der Ösophagusmembran läßt sich in all diesen Biopsien eine normale Submukosa nachweisen. Kennzeichen für eine konnatale, ringförmige Ösophagusstenose sind dagegen submuköse Fibrosen mit mehrschichtigem Epithel unterhalb der Stenose [98].

Wenn mit der Ösophagoskopie die Diagnose einer membranösen Ösophagusstenose gestellt wird, ist bei Kenntnis der poststenotischen Verhältnisse durch die Röntgen-Kontrastdarstellung der Versuch einer mechanischen Dilatation unter endoskopischer Sicht gerechtfertigt [58, 96]. Operativ-endoskopische Maßnahmen wie das Durchtrennen von Membranen sollten auf Ausnahmen beschränkt bleiben [58] (Abb. 3.1 b).

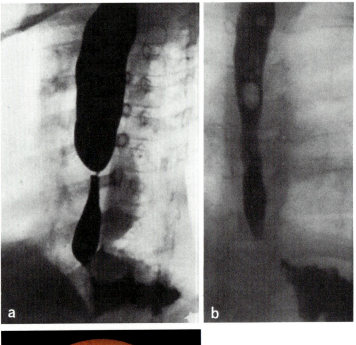

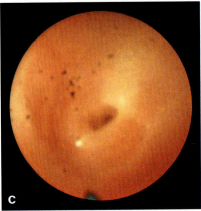

Abb. 3.1a–c. *Membranöse Ösophagusstenose und segmentale Ösophagusstriktur.* **a** Kontrastmitteldarstellung des Ösophagus wegen rezidivierendem Erbrechen. Es zeigt sich eine membranöse Ösophagusstenose. **c** Endoskopisch fand sich eine membranöse Ösophagusstenose, kenntlich an einer weißen, derben Membran mit exzentrischer Öffnung. Diese Membran wurde endoskopisch mit Hilfe einer Diathernieschlinge durchtrennt. **b** Unmittelbar danach ließ sich röntgenologisch keine Ösophagusstenose mehr nachweisen. (C.N., geb. 18.5.1976)

Differentialdiagnose. Differentialdiagnostisch muß eine stenosierende Ösophagitis als Folge eines gastro-ösophagealen Refluxes oder als Folge einer Säure-Laugen-Verätzung des Ösophagus ausgeschlossen werden. Die Achalasie ist als weitere Differentialdiagnose im Kindesalter sehr selten. Ihre Lokalisation ist am ösophago-gastralen Übergang.

3.1.3 Pylorusatresie/ Angeborene Pylorusstenose

Definition. Die Pylorusatresie ist ebenfalls eine Hemmungsmißbildung. Sie wird in unterschiedlicher Ausprägung beobachtet. $2/3$ der Patienten weisen ein Diaphragma auf, nur bei $1/3$ der Kinder finden sich kurz- oder längerstreckige segmentale Atresien.

Vorkommen. Die Pylorusatresie und die angeborene Pylorusstenose machen etwa 1% aller intestinalen Atresieformen aus [11, 12, 86].

Symptome. Bei vollständiger Atresie des Pylorus kommt es in den ersten Tagen nach der Geburt zu nicht-galligem Erbrechen. Inkomplette Atresien führen dagegen zu rezidivierendem Erbrechen im Strahl, wie man es von der hypertrophen Pylorusstenose her kennt [11, 12, 62]. In einigen Fällen wird die Diagnose erst jenseits des Kleinkindesalters gestellt.

Diagnose. Der Nachweis einer Pylorusatresie wird klinisch und röntgenologisch geführt. Charakteristisch ist bei der Abdomenleeraufnahme im Hängen der aufgeblähte Magen, während die distal des Pylorus gelegenen Darmabschnitte luftleer sind. Die angeborene Pylorusstenose zeigt bei der oberen Magen-Darmpassage ebenso wie die hypertrophe Pylorusstenose des jungen Säuglings einen minimalen Kontrastmitteldurchtritt ins Duodenum (Abb. 3.2a, b).

Endoskopischer Befund. Bei der Vorbereitung zur endoskopischen Untersuchung von Kindern mit Pylorusstenose muß wie bei allen Patienten mit einer Magenausgangsstenose und gastroösophagealem Reflux die erhöhte Aspirationsgefahr berücksichtigt werden. Man sollte daher diese Kinder nur in Narkose mit entsprechender Narkosetechnik bei der Einleitung endoskopieren. Trotz dieser Probleme ist die obere Intestinoskopie bei diesen Patienten jedoch indiziert, um Magenausgangsstenosen auf dem Boden eines Ulkus auszuschließen. Der Magen dieser Patienten ist ektatisch, die Schleimhaut selbst weist im Antrumbereich keine auffälligen Veränderungen auf. Sie stellt sich als glatte Schleimhaut mit regulärer Gefäßzeichnung dar. Die Pylorusmembran ist, ähnlich wie die Ösophagusmembran, als weißliche, nicht durchsichtige, derbe Membran

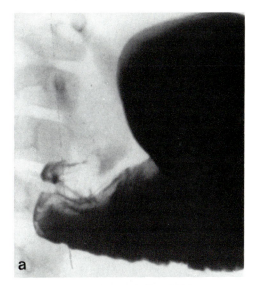

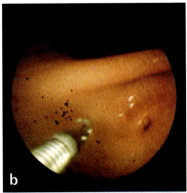

Abb. 3.2a, b. *Pylorusmembran.* **a** Ektatischer Magen mit Magenausgangsstenose. Pyloruskanal als dünnkalibrige Verbindung zum Bulbus duodeni dargestellt. **b** Die im Pylorus gelegene Membran erlaubte keine Passage des Gerätes durch die etwa 2 mm im Durchmesser große Öffnung. Um die Membran herum waren vereinzelt kleine Schleimhauterosionen zu erkennen. Röntgenaufnahme Dr. Kerstan, Hildesheim. (Z. U., geb. 1.9.1975)

mit einer kleinen, exzentrisch gelegenen Öffnung zu erkennen, gelegentlich umgeben von entzündlichen Schleimhautveränderungen, wie Ödem oder Erosionen (Abb. 3.2). Infolge einer Überdehnung des Magens können sekundär akute peptische Läsionen entstehen. Sie sind dann meist im Antrumbereich lokalisiert und als längli-

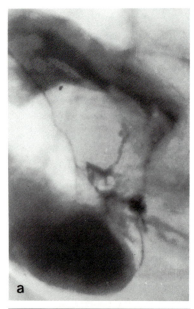

a

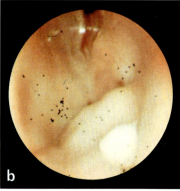

b

Abb. 3.3a, b. *Ulcera duodeni mit Duodenalstenose und chronischen Erosionen.* **a** Darstellung einer hochgradigen, postbulbären Duodenalstenose mit Nachweis von Ulcera im Stenosenbereich. **b** Stenose, die durch polypoide Läsionen und verschwielten Narbengewebe gebildet wurde. Eine endoskopische Differenzierung zwischen Magen- und Duodenalstenose war nicht möglich. (N. P., geb. 4. 8. 1965)

che, oberflächliche Schleimhautdefekte in ödematöser Schleimhaut zu erkennen. Die Differenzierung zwischen angeborener Pylorusmembran und sekundärer Magenausgangsstenose bei diesen Patienten ist ohne Kenntnis der Röntgenbefunde und Histologie nicht möglich.

Differentialdiagnose. Die Abgrenzung einer Pylorusmembran gegen eine hypertrophe Pylorusstenose ist in der Regel anamnestisch, röntgenologisch und klinisch möglich. Allerdings kann bei längerstreckigen, inkompletten Atresien des Pylorus in Kombination mit einer Membran die Differentialdiagnose schwierig werden. Bei älteren Kindern mit multiplen Ulcera duodeni können sekundär Magenausgangsstenosen entstehen (Abb. 3.3a, b).

3.1.4 Duodenalstenose/ Duodenalatresie

Definition. Man unterscheidet zwischen inneren und äußeren Obstruktionen des Duodenums. Die inneren Obstruktionen des Duodenums liegen in der Mehrzahl der Fälle als komplette Atresie vor. Stenosen sind entweder durch eine Membran oder durch eine inkomplette Atresie bedingt. In 20% der Fälle ist das Duodenum oberhalb, in 80% der Fälle unterhalb der Papilla Vateri betroffen [76, 86]. Die äußeren Obstruktionen des Duodenums werden durch kongenitale Briden, Gefäßanomalien, durch ein Pankreas anulare, durch Malrotation und Doppelbildungen verursacht.

Vorkommen. Die äußeren Obstruktionen des Duodenums überwiegen bei weitem. Innere Duodenalstenosen werden besonders häufig bei unreifen, mongoloiden oder weitere Mißbildungen aufweisenden Kindern beobachtet [76, 86].

Symptome. Bei kompletten Atresien kann bereits ein Hydramnion erste Hinweise liefern. Je nach Lokalisation der Atresie kommt es nach der Geburt zu galligem oder nicht-galligem Erbrechen. Die inkompletten Formen der Atresie weisen dagegen nur uncharakteristische Symptome auf, meist Erbrechen von verdauten, teilweise fauligen Nahrungsbestandteilen. In Einzelfällen wird die Diagnose erst jenseits der Neugeborenenperiode gestellt [100].

Diagnose. Der röntgenologische Nachweis einer kompletten Duodenalabstruktion ist im Neugeborenenalter durch eine Röntgenaufnahme im Hängen einfach. Sie zeigt das charakteristische Bild der "double-bubble". Inkomplette Obstruktionen werden mit einer Bariumkontrastdarstellung des Magen-Darmtraktes gesichert. Die Aufgabe der Endoskopie liegt bei diesen Erkrankungen darin, atypische Röntgenbefunde zu klären.

Endoskopischer Befund. Auch bei diesen Kindern muß wegen einer erhöhten Aspirationsgefahr in Narkose unter entsprechenden Vorsichtsmaßnahmen endoskopiert werden. Der gastroösophageale Reflux kann bei einigen Patienten zu einer Refluxösophagitis führen. Die endoskopische Orientierung ist ab dem Pylorus wegen der Dilation oft erschwert. Gelegentlich können im dilatierten Antrum Ulcerationen als Nebenbefund beobachtet werden. Bei älteren Kindern kann die Sicht auf die sonst weißlich-derbe Membran durch unverdauliche Nahrungsbestandteile wie Obstkerne oder Fasermaterial verdeckt sein. Die Membran weist eine exzentrische, kleine Öffnung auf, die die Inspektion der distal gelegenen Duodenalabschnitte nicht erlaubt.

Differentialdiagnose. Aufgrund der Häufigkeit ihres Vorkommens müssen vor allen Dingen externe Verlegungen des Duodenallumens in Betracht gezogen werden. Es sind dies atypisch verlaufende Gefäße, sekundär infiltrierende Prozesse oder Briden. Die endgültige Diagnose ist trotz Endoskopie bei vielen Patienten erst intraoperativ möglich.

3.1.5 Meckel-Divertikel

Definition. Das Meckel-Divertikel ist der Rest eines unvollständig zurückgebildeten fetalen Dottergangs. Man findet eine antimesenteriale 60–100 cm oberhalb der Ileozökalklappe gelegene Ausstülpung des Ileum-Lumens. Sie kann heterotope Magen-, Jejunal-, Kolonschleimhaut oder aber Pankreasgewebe enthalten.

Vorkommen. Das Meckel-Divertikel stellt die häufigste Fehlbildung im Magen-Darmtrakt dar [82, 86, 88]. Es wird bei 1,5–3% der Bevölkerung beobachtet. Männer sind dabei doppelt so häufig betroffen wie Frauen. Das Prädilektionsalter für Komplikationen durch das Meckel-Divertikel ist das Säuglings- oder Kleinkindesalter [82, 86, 88].

Symptome. Am häufigsten (40–60%) wird eine intestinale Blutung als Komplikation eines Meckel-Divertikels beobachtet. Ursache der Blutung ist meist ein peptisches Ulkus in heterotoper Magenschleimhaut. Der Blutung können Mittelbauchschmerzen oder frühere Blutungen vorausgehen. Weitere Symptome, die durch ein Meckel-Divertikel ausgelöst werden können, sind intestinale Obstruktionen, wie Volvulus oder Invagination. Eine Peritonitis kann bei Perforation bzw. Divertikulitis entstehen.

Diagnose. Bei der von einem Meckel-Divertikel verursachten intestinalen Obstruktion und Peritonitis steht das akute Abdomen als Leitsymptom so im Vordergrund, daß eine Laparotomie unumgänglich ist. Bei der intestinalen Blutung aus einem Meckel-Divertikel sind die klinischen Symptome keineswegs so eindeutig, daß ohne zusätzliche Diagnostik die Laparotomie indiziert wäre. Die röntgenologische Darstellung des Meckel-Divertikels ist aber gerade während einer Blutung unwahrscheinlich [92, 106]. Auch angiographische Untersuchungen lassen nur unter der Voraussetzung, daß eine Blutung von mehr als 1 ml/min vorliegt, Blutungsquellen erkennen. Die Applikation von Technetium 99 zum nuklearmedizinischen Nachweis von ektoper Magenschleimhaut in einem Meckel-Divertikel wird zwar vorgeschlagen, jedoch sind mit dieser Methode sowohl falsch-negative als auch falsch-positive Befunde beschrieben. Als Ursache hierfür haben sich die vorhergehende Bariumkontrastmittelgabe, Entzündungen im Divertikel selbst oder Invaginationen erwiesen. Gastrointestinale Endoskopien schließlich haben sich insofern bei der Diagnostik des blutenden Meckel-Divertikels bewährt, als sie helfen, andere Blutungsquellen im oberen und unteren Verdauungstrakt auszuschließen.

Endoskopischer Befund und Differentialdiagnose. Das Meckel-Divertikel kann endoskopisch nur bei einer hohen Koloskopie mit Passage des Gerätes in das Ileum erreicht werden. Man erkennt dann eine Aussackung des Lumens, in deren Grund ein Ulkus zu finden ist. Je nach Zeitabstand zwischen Blutung und Endoskopie ist das Ulkus entweder mit Koageln oder mit Schorf bedeckt. Der endoskopische Nachweis eines Meckel-Divertikels sollte nicht erzwungen werden. Es genügt für die Indikationsstellung zur Laparotomie der Ausschluß einer sonstigen Blutungsquelle im oberen und unteren Intestinaltrakt.

3.1.6 Sonstige Fehlbildungen

Auch bei den übrigen Fehlbildungen im Bereich des oberen Intestinaltraktes wie den Duplikaturen und Lageanomalien muß die Diagnose primär klinisch und radiologisch, eventuell sonographisch gestellt werden.

3.2 Hypertrophe Pylorusstenose

Definition. Die hypertrophe Pylorusstenose ist eine Erkrankung des jungen Säuglings. Aus bisher ungeklärter Ursache kommt es zu einer Hypertrophie der zirkulären Muskelschicht des Pylorus, die den Pyloruskanal zunehmend einengt.

Vorkommen. Die Häufigkeit der hypertrophen Pylorusstenose wird mit 2.2–3.9/1000 Lebendgeburten angegeben [31]. Sie ist somit eine der häufigsten chirurgischen Erkrankungen des jungen Säuglings überhaupt. Die hypertrophe Pylorusstenose wird besonders häufig bei gestillten Säuglingen sowie bei Kindern beobachtet, deren Väter oder Geschwister ebenfalls an einer hypertrophen Pylorusstenose erkrankt waren [31].

Symptome. Üblicherweise beginnen die klinischen Symptome der Patienten in der 2.–4. Lebenswoche mit nicht-galligem Erbrechen, das zunehmend häufiger und schließlich projektil wird. Zum klassischen klinischen Bild gehören ferner ein tastbarer, olivenartiger Tumor im rechten Oberbauch oberhalb des Nabels und der charakteristische Ablauf der Peristaltik nach einer Probefütterung mit anschließendem Erbrechen im Strahl. Folge des chronischen Erbrechens sind bei längerem Krankheitsverlauf Gewichtsstillstand und Elektrolyt-Wasserverlust mit Alkalose.
Im erbrochenen Mageninhalt sind häufig (17,5%) Blutspuren als Ausdruck von akuten gastroduodenalen Läsionen zu finden [23, 30]. Die Genese des mit 1,5–2,6% Häufigkeit auftretenden Ikterus der Patienten ist bislang unklar [37, 87].

Diagnose. Die Diagnose sollte klinisch, d.h. durch die Anamnese und den klinischen Befund gestellt werden können. Bei atypischen Verlaufsformen mit entweder sehr frühem oder jenseits des 2. Lebensmonats liegendem Beginn oder bei assoziiertem Bluterbrechen sind jedoch ergänzende Röntgenkontrastmitteluntersuchungen und evtl. die obere Intestinoskopie angezeigt [5, 18]. Eine absolute Indikation zur oberen Intestinoskopie der komplizierten hypertrophen Pylorusstenose besteht sicher nicht. Selbst durch die Magenstenose induzierte akute gastroduodenale Läsionen heilen mit der ohnehin erforderlichen operativen Beseitigung der Stenose ab.

Endoskopischer Befund. Die obere Intestinoskopie bei der hypertrophen Pylorusstenose muß wie bei den übrigen Patienten
mit einer Stenose im proximalen Intesti-
nalabschnitt oder mit gastro-ösophagealem Reflux wegen der Gefahr der Aspiration unter besonderen Vorsichtsmaßnahmen erfolgen. Eine Untersuchung in Intubationsnarkose hilft, das Risiko der Aspiration weitgehend auszuschließen. Wichtig
ist ebenfalls eine lange Nahrungskarenz,
da die Inspektion der Schleimhautoberfläche von Ösophagus und Magen sonst
durch Milchreste unmöglich gemacht
wird.
Prädilektionsstellen für pathologische endoskopische Befunde bei diesem Krankheitsbild sind zunächst der Ösophagus, wo
Reflux-induzierte Läsionen in Form von
Erosionen auftreten können. Im Antrum
können ebenfalls akute Erosionen, in Ausnahmefällen auch Ulzerationen gefunden
werden. Allerdings können derart ausgelöste peptische Läsionen auch in der nicht-
säureproduzierenden Magenschleimhaut
nachgewiesen werden [17]. Der Pylorus
selbst ist bei den Patienten verschlossen, er
öffnet sich nicht wie normalerweise unter
der Luftinsufflation. Eine Passage des In-
struments durch den Pyloruskanal sollte
nicht erzwungen werden.

Differentialdiagnose. Bei Neugeborenen
oder Kindern über einem halben Jahr
kommen als Ursache einer Magenausgangsstenose entweder Pylorusmembra-
nen (Abb. 3.2) oder Ulkus-induzierte Stenosen bzw. hohe innere oder äußere Duo-
denalobstruktionen in Frage (Kap. 3.1.4)
[100]. Der endoskopische Befund ergibt bei
diesen Ursachen das in den jeweiligen Kapiteln beschriebene, typische Bild.

3.3 Achalasie

Definition. Die Achalasie ist eine neuromuskuläre Störung des autonom inner-
vierten glattmuskulären Abschnitts der
Speiseröhre, die sich einmal durch das
Fehlen der Peristaltik im unteren Speise-
röhrenkörper und zum anderen durch eine
fehlende oder eine inkomplette und zu kurze Erschlaffung des unteren Ösophagussphinkters während des Schluckaktes auszeichnet. Neben dem Terminus Achalasie
existieren für diese Funktionsstörung noch
über 15 weitere Namen wie Kardiospas-
mus, Aperistalsis oder idiopathischer Me-
gaösophagus. Alle diese Bezeichnungen
charakterisieren jeweils nur Teilaspekte.
Da der Begriff Achalasie die funktionell
wichtigste Störung beschreibt, sollte ihm
der Vorzug gegeben werden. Die genaue
Ursache der Erkrankung ist nicht bekannt.
Auch pathologisch-anatomische Studien,
bei denen Veränderungen im Stammhirn,
in Vagusästen, im Plexus myentericus und
in der glatten Muskulatur gefunden wurden, haben bisher nicht zur Klärung der
Ätiologie und der Pathogenese geführt
[107].

Vorkommen. Die Achalasie kann in jedem
Lebensalter, sogar beim Neugeborenen
und Säugling, beobachtet werden. Insgesamt beträgt der Anteil der Kinder unter
14 Jahren aber nur maximal 5% am Ge-
samtkrankengut, die Frequenz liegt im
großen Serien zwischen 1,7 und 4% [7, 31,
32, 38, 74, 90, 107, 109]. Im eigenen Krankengut von 81 Patienten befinden sich vier
Kinder.
Bei der familiären Dysautonomie, einer
hereditären Störung des autonomen Nervensystems, kommt die Achalasie häufiger
vor [59]. Ebenso wurde vereinzelt eine familiäre Häufung beschrieben. Diese Befunde weisen auf eine angeborene Störung
hin. Allerdings ist es nach bisherigem
Kenntnisstand noch nicht gerechtfertigt,
eine angeborene von einer erworbenen
Achalasieform abzugrenzen.
Insgesamt ist die Achalasie selten. Man
rechnet mit einer Neuerkrankung pro Jahr
auf 100 000 Einwohner, wobei das männli-
che und weibliche Geschlecht gleich häufig
betroffen sind [107].

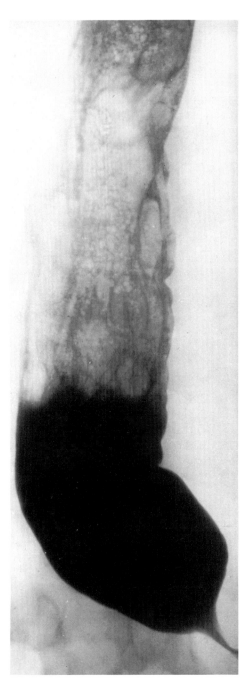

Symptome. Leitsymptom und meistens auch Erstsymptom ist die Dysphagie. Sie betrifft vorwiegend die festen und zähen Speisen, einige Patienten haben aber auch Schwierigkeiten beim Trinken von Flüssigkeiten. Ein weiteres, fast immer vorhandenes Symptom ist die Regurgitation von Schleim und unverdauter Speise. In der Anfangsphase der Erkrankung, wenn der Ösophagus noch motorische Aktivitäten besitzt, ist die Regurgitation aktiv. In der Spätphase, mit zunehmender Erweiterung und Erschlaffung des Ösophagus, wird die Regurgitation passiv. In dieser Phase kommt es durch das „Überlaufen", vor allem des Nachts im Schlaf, vermehrt zu bronchopulmonalen Komplikationen. Hand in Hand mit der Dysphagie und der Regurgitation geht eine Gewichtsabnahme, die durchaus stärkere Ausmaße annehmen kann. Zu den häufigen Symptomen gerade im Beginn der Erkrankung zählen auch retrosternale Schmerzen. Diese können bedingt sein durch eine Retentionsösophagitis, die durch die chemische und baktierielle Zersetzung der retinierten Nahrung hervorgerufen wird, durch die Dehnung der Speiseröhre und durch anfallsartig auftretende schmerzhafte spastische Kontraktionen.

Diagnose. Der Nachweis einer Achalasie erfolgt röntgenologisch durch sagittale und seitliche Thoraxaufnahme (Verbreiterung des Mediastinums) sowie durch die Kontrastmitteluntersuchung der Speiseröhre. Die Motilität ist inkoordiniert, die Aktionen sind nicht-propulsiv oder es fehlt die Peristaltik. Das kardiale Segment ist enggestellt, die Kontur der distalen Speiseröhre dabei glatt und das Faltenrelief normal längsgerichtet (Abb. 3.4). Das Ausmaß der Dilatation ist sehr variabel und korreliert nicht immer mit der Dauer der Erkrankung.

Die klinischen und radiologischen Befunde können der Ergänzung durch Manometrie und Endoskopie bedürfen, um in unklaren Fällen die Diagnose zu sichern und funk-

Abb. 3.4. *Achalasie.* Ausgeprägte Dilatation des Ösophagus, gleichmäßige Verjüngung der gastro-ösophagealen Übergangsregion zu einem fadenförmig enggestellten Segment. (15jähriger Junge mit dysphagischen Symptomen seit dem Alter von 12 Jahren)

tionelle bzw. organische Erkrankungen abzugrenzen. Allerdings bietet gerade bei kleineren Kindern die Manometrie erhebliche Probleme bei der Durchführung und Bewertung der erhaltenen Daten (s. Kap. 3.5), so daß in manchen Fällen die vorliegende Funktionsstörung nicht sicher eingeordnet werden kann.

Endoskopischer Befund. Die Speiseröhre ist mehr oder minder weit und läßt eine regelrechte Peristaltik vermissen. Vielmehr treten segmentale Kontraktionsringe auf. Die Schleimhaut kann normal, gerötet oder hyperplastisch sein, häufig sind große Areale durch schmutzig-gelbliche Wandbeläge bedeckt. In den abhängigen Partien finden sich auch nach Spülung noch alte Nahrungsmittelreste oder reichlich schleimige Flüssigkeit. Im Bereich der Kardia läuft das Schleimhautrelief strahlenförmig zusammen, das Lumen bleibt jedoch auch nach verstärkter Luftinsufflation stets verschlossen. Charakteristischerweise kann man dann aber dieses enggestellte Segment mit leichtem Druck durch das Endoskop öffnen, so daß die Passage in den Magen ohne Schwierigkeiten gelingt.

Auch bei der pneumatischen Dilatation, der Therapie der Wahl bei der Achalasie, ist die endoskopische Hilfe notwendig. Das blinde Einführen des Ballon-Dilatators, das in den meisten Fällen gelingt, sollte nur nach vorheriger Inspektion der Speiseröhre erfolgen. Bei stark deformiertem und abgeknicktem distalen Segment empfiehlt sich das Einbringen unter endoskopischer Sicht durch Montage des Ballons an ein pädiatrisches Endoskop.

Differentialdiagnose. Während beim Erwachsenen vor allem das Kardia-Karzinom differentialdiagnostisch abgegrenzt werden muß, ist es im Kindesalter die Refluxkrankheit (s. Kap. 3.5). Dagegen spielen Membranen und Ringe des Ösophagus, muskuläre, neurale und neuromuskuläre Erkrankungen, Stoffwechselstörungen sowie Kollagenosen nur in sehr seltenen Fällen differentialdiagnostisch eine Rolle.

3.4 Hiatushernie

Definition. Bei der Hiatushernie findet sich eine reponierbare oder fixierte, angeborene oder erworbene Verlagerung unterschiedlich großer Anteile des gastro-ösophagealen Übergangsbereiches durch den Hiatus ösophagi in den Thoraxraum. Am häufigsten liegt eine Verlagerung in Richtung des Ösophagus, also eine axiale Hiatushernie vor. Nur selten findet sich eine Hernitation neben dem Ösophagus. Kombinationsformen der axialen und der para-ösophagealen Hiatushernie werden beobachtet.

Nicht zu den Hiatushernien – wie bisher in der Literatur geschehen – zu zählen, sondern eher als Fehlbildung anzusehen, ist der kongenitale Brachyösophagus, bei dem das intrathorakal gelegene Magensegment nicht von der Arteria gastrica sinistra, sondern von segmentalen Ästen der Aorta versorgt wird [91]. Dieser kongenitale kurze Ösophagus dürfte eine ausgesprochene Rarität darstellen, der nur durch den angiographischen Nachweis der typischen Gefäßversorgung zu sichern ist. Ein bereits zum Zeitpunkt der Geburt nachweisbarer verkürzter Ösophagus gleichzeitig mit einer fixierten Hiatushernie darf somit nicht als angeborener Brachyösophagus bezeichnet werden, da dieser auch intrauterin durch einen pathologischen Reflux sekundär durch entzündliche Schrumpfung entstanden sein kann.

Vorkommen. Es gibt bisher keine verläßlichen Angaben darüber, wie häufig eine Hiatushernie im Kindesalter vorliegt und ob und welche Symptome durch sie ausgelöst werden. Dies liegt daran, daß Hiatushernie und Refluxkrankheit (s. Kap. 3.5), letztere als Folge einer Kardiainsuffizienz, nicht voneinander getrennt werden, häufig sogar synonym verwandt werden. Betrachtet man die Verhältnisse beim Erwachsenen, so weisen bei der bekannten Zunahme der Hiatushernie in Abhängigkeit vom Alter mehr als die Hälfte der älteren Personen eine Hernie auf, nur weniger als $^1/_5$ davon haben aber Refluxbeschwerden. Während beim Erwachsenen für die Ätiologie der Hernie mit dem Alter zunehmende regressive Veränderungen der die Kardia fixierenden anatomischen Strukturen angenommen werden, muß für das Kindesalter eine anlagebedingte Schwäche des Aufhängeapparates diskutiert werden.

Diagnose. Die Röntgenuntersuchung ist zum Nachweis einer Hiatushernie der Endoskopie überlegen, weil kleine Hernien mit Hilfe entsprechender Provokationsmanöver häufiger und besser nachgewiesen werden können. Röntgenologisch ist eine Hernie gesichert, wenn Magenschleimhaut oberhalb des Hiatus dargestellt wird. Ebenso gilt eine Hernie als gesichert, wenn sich im Inspirium zwischen Ösophagus und Magen drei ringförmige Einschnürungen zeigen lassen. Der obere Ring entspricht dem Eingang ins Vestibulum, der mittlere Ring (in über 50% der Fälle nachweisbar) liegt im Bereich der ösophagogastralen Schleimhautgrenze, der untere Ring schließlich entsteht durch Einschnürung in Höhe des Hiatus ösophagi (Abb. 3.5) [50].
Folgende Kriterien zum röntgenologischen Nachweis einer Hiatushernie im Kindesalter werden angegeben:

1. Nachweis einer Tasche unterhalb des Vestibulums
2. Bauchförmiger Füllungsdefekt an der Hernienwand
3. Fehlende Peristaltik im intrathorakalen Segment
4. Nachweis von Magenschleimhautfalten intrathorakal
5. Deutliche Verlängerung des Vestibulums [42].

Endoskopischer Befund. Die Aufgabe der Endoskopie im Rahmen der Herniendiagnostik liegt weniger darin, eine Hernie nachzuweisen, als vielmehr darin, bei der im Kindesalter häufigen Kombination der Hernie mit der Refluxkrankheit (s. Kap. 3.5) entsprechende Läsionen des

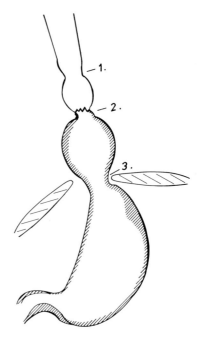

Abb. 3.5. *Schematische Darstellung der Hiatusgleithernie* mit Ausbildung von drei Ringen in Inspirationsstellung und nach Luftinsufflation. Der erste Ring entspricht dem oberen, der zweite Ring dem unteren Pol des Vestibulums. Darunter liegt das hernierte Magensegment, das mit dem dritten Ring den Hiatus oesophagii anzeigt

Ösophagus auszuschließen oder zu sichern. Die endoskopische Untersuchung muß in prograder und retrograder Technik erfolgen. Bei prograder Sicht lassen sich bei tiefer Inspiration und nach Luftinsufflation drei Ringbildungen erkennen (Abb. 3.5). Der erste Ring entspricht dem oberen, der zweite Ring dem unteren Pol des gastro-ösophagealen Vestibulums, der dritte Ring der Hiatusöffnung.
Darüber hinaus kommt es während der Inspiration zum Hochgleiten der Magenschleimhaut durch den Hiatus. In In- und Exspirationsstellung verbleibt dabei das gastro-ösophageale Vestibulum ständig intrathorakal. Bei der inkonstanten Lage der Z-Linie (Ora serrata) und ihrer Unabhängigkeit vom Übergangsbereich der

zweischichtigen Ösophagusmuskulatur in die dreischichtige Magenmuskulatur ist ihre Lage in bezug auf die Hiatusöffnung oder ihr (verkürzter) Abstand von der vorderen Zahnreihe ein unsicheres diagnostisches Zeichen.

Bei retrograder Sicht in Inversionstechnik umschließt normalerweise die Kardia das Instrument fest. Bei den Hernien klafft die Kardia jedoch weit, der Magen ist glockenartig in den Thoraxraum ausgestülpt. Gelegentlich sieht man in dieser kuppelförmigen Dilatation die ösophago-gastrische Schleimhautgrenze. Bei tiefer Inspiration gleiten die sternförmig auf die Kardia zulaufenden Schleimhautfalten krausenartig durch den Hiatus nach oben.

Nur in Inversionstechnik gelingt die Darstellung der para-ösophagealen Hernie. Man sieht neben dem in den Magen eintretenden Instrument zur großen Kurvatur hin gelegen eine divertikelartige Ausstülpung der Magenwand.

Akute intraabdominelle Druckerhöhungen, wie sie bei nicht narkotisierten Patienten unter der Endoskopie zu beobachten sind, führen gelegentlich zu einem *gastroösophagealen Prolaps*. Hierbei stülpt sich die Magenvorderwand in den Ösophagus ein. Dieses Phämonen kann bei Kindern mit Hiatushernie oder schlaffem Vestibulum beobachtet werden. Die möglichen Folgen eines gastroösophagealen Prolaps sind traumatische Schleimhautläsionen in Fundus und Vestibulum.

3.5 Refluxkrankheit

Definition. Der untere Ösophagussphinkter (Kardia) ist Hauptgarant für einen intakten Verschlußmechanismus zwischen Speiseröhre und Magen. In seiner Funktion unterstützen ihn verschiedene anatomische Strukturen, wie z. B. die Zwerchfellzwinge, die phreno-ösophageale Membran und funktionelle Strukturen wie z. B. der His-Winkel. Ein Versagen dieses gastroösophagealen Verschlußmechanismus

führt zum pathologischen Reflux, der, wenn er gehäuft auftritt, zu Wandschädigungen der Speiseröhre mit Ösophagitis und Dyskinesie und/oder zu Beschwerden und damit zur Refluxkrankheit führen kann (Abb. 3.6). Die Pathogenese der *primären Refluxkrankheit* ist beim Erwachsenen nicht hinreichend geklärt. Offensichtlich spielt dabei die Hiatushernie nicht die wesentliche Rolle, die man ihr lange Zeit zugesprochen hat. Denn für die Funktion der Kardia scheint es nicht von Bedeutung zu sein, ob der Sphinkter intraabdominell oder intrathorakal liegt. Da aber die Refluxkrankheit sehr häufig mit einer Hiatushernie einhergeht, muß man die Hiatushernie als einen von mehreren noch nicht sicher bekannten Faktoren ansehen, die die Entstehung der Refluxkrankheit zumindest begünstigt. Andererseits kann sich aber auch die Hernie sekundär im Verlauf der Refluxkrankheit ausbilden.

Zur Gruppe der *sekundären Refluxkrankheiten* wird die *Refluxkrankheit des Neugeborenen* gezählt. Sie wird auf eine Unreife des den unteren Ösophagussphinkter versorgenden Ganglienzellapparates zurückgeführt. Nach manometrischen Untersuchungen ist der Druck im unteren Ösophagus bei Neugeborenen sehr niedrig, bei Frühgeborenen sogar ausgesprochen hypoton. Entsprechend steht die Kardia bei der Röntgenuntersuchung offen. Bei Neugeborenen konnte in 38–40% der untersuchten Kinder ein gastro-ösophagealer Reflux nachgewiesen werden [15, 49, 61, 86].

In den ersten zwei Lebensmonaten entwickelt sich dann allmählich ein normaler Sphinktertonus [48, 108], so daß nach dieser Zeit ein zu häufiger Reflux kaum noch auftreten sollte. Bei wenigen Kindern allerdings verzögert sich diese Entwicklung und kann so zur Refluxkrankheit mit persistierendem Erbrechen, mangelhafter Entwicklung und bronchopulmonalen Komplikationen führen.

Für diese physiologische Insuffizienz des unteren Ösophagussphinkters bei Neuge-

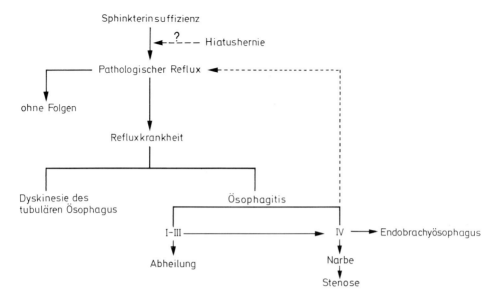

```
           Sphinkterinsuffizienz
                    │
                    │◄─ ─?─ ─ ─  Hiatushernie
                    ▼
      ┌──────  Pathologischer Reflux  ◄─ ─ ─ ─ ─ ─ ─ ─ ─ ─ ─ ─ ─ ─ ─┐
      │                 │                                            ┊
      ▼                 │                                            ┊
   ohne Folgen          │                                           ┊
                        ▼                                           ┊
               Refluxkrankheit                                      ┊
      ┌─────────────────┴──────────────────┐                       ┊
      │                                     │                       ┊
 Dyskinesie des                        Ösophagitis                 ┊
 tubulären Ösophagus                                               ┊
                         ┌───────────────────────┐                 ┊
                         │                        ┊                 ┊
                      I–III ──────────────────►  IV  ──►  Endobrachyösophagus
                         │                        │
                         ▼                        ▼
                     Abheilung                  Narbe
                                                  │
                                                  ▼
                                               Stenose
```

Abb. 3.6. *Pathophysiologie der Refluxkrankheit.*
Über eine Sphinkterinsuffizienz kommt es zum
pathologischen Reflux. Inwieweit die Hiatushernie bei der Entstehung oder Verstärkung einer Sphinkterinsuffizienz eine Rolle spielt, ist
bisher nicht geklärt. Ein pathologischer Reflux
kann entweder ohne Folgen bleiben oder aber
zur Refluxkrankheit führen. Diese ist charakterisiert durch die Dyskinesie des tubulären Ösophagus einerseits und die Ösophagitis andererseits. Die Ösophagitis vom Grad I bis III kann
abheilen, aus dem Stadium III kann sich aber
ein Stadium IV mit Narbenbildung und durch
Narben bedingte Stenose ausprägen. Alternativ
kann aus der Ösophagitis vom Schweregrad IV
ein Endobrachyösophagus entstehen. Die Refluxösophagitis vom Grad IV hat ihrerseits
Rückwirkungen auf das Ausmaß des pathologischen Refluxes

borenen wird auch der Begriff der *Chalasie*
verwendet [48, 79]. Dieser Terminus ist wenig gut definiert: Einerseits wird darunter
ein abnormaler gastro-ösophagealer Reflux ohne radiologischen Nachweis einer
Hiatushernie oder aber eine Forme mineu-
re der Hiatushernie (partial thoracic stomach) verstanden [8, 25, 90].
Auch beim Erwachsenen wird eine Chalasie teils als reine Sphinkter-Insuffizienz ohne Hiatushernie, teils als Sphinkter-Insuffizienz mit oder ohne Hiatushernie angesehen. Es wäre daher sinnvoll, diesen Begriff
ausschließlich für die physiologische Kardia-Insuffizienz des Neugeborenen zu re-
servieren oder ihn ganz durch die Begriffe
Sphinkter-Insuffizienz oder Kardia-Insuffizienz zu ersetzen.
Insgesamt fehlt in der pädiatrischen Literatur eine Differenzierung und Systemati-
sierung der Funktionsstörungen und Erkrankungen der gastro-ösophagealen Region speziell im Säuglings- und Kleinkindesalter. Voraussetzung hierfür wäre eine
einheitliche Terminologie. Begriffe wie
axiale Hiatushernie, kongenitaler Brachyösophagus, Chalasie, gastro-ösophagealer Reflux, Kardia-Insuffizienz – bislang meist synonym gebraucht – müssen
eindeutig definiert werden. Insbesondere
gilt es, Hiatushernie und Refluxkrankheit
streng voneinander zu trennen.

Vorkommen. Wie häufig die Refluxkrankheit im Kindesalter tatsächlich ist, läßt sich
zur Zeit nicht feststellen, da systematische
Untersuchungen mit einheitlicher Terminologie zu dieser Frage nicht vorliegen.

Unklar ist gleichfalls, wie häufig eine Refluxkrankheit mit einer Hiatushernie ver-
gesellschaftet ist und welche Rolle die Hernie in der Pathogenese der Refluxkrankheit spielt [20, 42].

Symptome. Brennen und Schmerzen im
Epigastrium und retrosternal, persistieren-
des Erbrechen nach den Mahlzeiten, sowohl als Erbrechen im Strahl als auch als
schlaffes Erbrechen, verzögerte Gewichts-
zunahme bis hin zur Dystrophie, Anämie
verbunden mit Hämatin- oder Schleimbei-
mengungen im Erbrochenen und schließlich Dysphagie sind die führenden Symptome. Durch Aspiration kommt es häufig
zu rezidivierenden broncho-pulmonalen
Komplikationen [90]. Die Refluxkrankheit
kann sekundär bei kompletten und inkompletten Obstruktionen im Bereich des oberen Gastro-Intestinaltraktes vorkommen.
Bei älteren Kindern kann bei sonst fehlender Symptomatik, also Dysphagie oder Erbrechen, eine schwere Anämie das einzige
Symptom einer schweren Refluxkrankheit
sein.

Diagnose. Eine optimale Diagnostik der
Refluxkrankheit muß mit verschiedenen
Untersuchungsverfahren   durchgeführt
werden, da kein für sich allein aussagekräf-
tiger Test existiert. Die Sphinkterfunktion
kann direkt und indirekt mit der Ösopha-
gus-Manometrie, der Röntgenuntersuchung und der pH-Metrie überprüft werden. Gleiches gilt für die Klärung der
Funktion und Morphologie der Speiseröhre, wobei zusätzlich die Endoskopie einschließlich der histologischen Untersuchung von gezielt entnommenen Schleimhautbiopsien zur Anwendung kommen
muß [33–35, 39, 47].
Drei-Punkt-Manometrie und Durchzugs-
Manometrie geben Auskunft über:
– die Lokalisation des unteren Ösophagussphinkters (UOS)
– die Verschlußkraft des UOS
– die reflektorische Erschlaffung des UOS
  beim Schlucken

– die Tonisierbarkeit des UOS durch
  Pharmaka.

Zusätzlich können der Ruhedruck und der
Peristaltikablauf in der Speiseröhre regi-
striert werden. Manometrische Untersuchungen verlangen eine Kooperation des
Patienten, die man bei Neugeborenen und
Säuglingen naturgemäß nicht vorausset-
zen kann. Somit sind in diesem Alter Moti-
litätsstudien schwierig durchzuführen und
zu bewerten, zumal eine Sedierung bereits
zu Artefakten führen kann.

Die einzige Möglichkeit, den Reflux von
peptischem Magensaft in den Ösophagus
zu messen, ist die intraösophageale pH-
Metrie, die auch beim Kind durchführbar
ist. Insbesondere gelingt es mit der Lang-
zeit-pH-Metrie über 12 oder 24 h nachzuweisen, ob ein gastro-ösophagealer Reflux
noch als physiologisch oder als pathologisch einzustufen ist.

Das auch im Kindesalter gebräuchlichste
Untersuchungsverfahren zum Nachweis
des Refluxes ist die Röntgenuntersuchung.
Zum Nachweis eines gastro-ösophagealen
Refluxes stehen verschiedene Provokati-
onsteste während der Röntgenuntersuchung zur Verfügung, die standardisiert
sein und immer in der gleichen Reihenfolge
durchgeführt werden sollten. Der Nachweis einer Hiatushernie allein ist kein Beweis für einen gastro-ösophagealen Reflux. Da jedoch Provokationsmanöver
beim Säugling nicht gut durchführbar
sind, gilt in der Regel bereits ein reprodu-
zierbarer Reflux unter physiologischen Bedingungen als beweisend [90].
Je nach Ausprägung des Refluxes lassen
sich radiologisch folgende Schweregrade
unterscheiden:

Grad I   Leichter Reflux unter intraab-
          domineller Druckerhöhung
Grad II   Massiver Reflux unter intraab-
          domineller Druckerhöhung
Grad III Spontaner Reflux ohne intraab-
          dominelle Druckerhöhung [39].

Ein während der Endoskopie auftretender
Reflux kann nicht als pathologisch bewer-

tet werden. Das Würgen des wachen Kindes, z. B. beim Einführen des Instrumentes, aber auch die Prämedikation provozieren vermehrt einen Reflux. Andererseits ist aber die Endoskopie die einzige Methode, die über das Ausmaß der Ösophagitis als mögliche Folge des Refluxes Auskunft geben kann. Eine Beurteilung der Schleimhautverhältnisse allein mit Hilfe röntgenologischer Kriterien ist wenig zuverlässig [39]. Es besteht somit die Indikation zur Endoskopie bei röntgenologisch nachgewiesenem pathologischen Reflux.

Endoskopischer Befund. Epitheldefekte, die vorwiegend als Erosionen beobachtet werden, sind das endoskopische Kriterium der Refluxösophagitis. Diese Läsionen entstehen zuerst am oberen Pol des gastro-ösophagealen Vestibulums, d. h. kurz oberhalb der Z-Linie. Sie sind dabei stets auf den Faltenkämmen der Hinterwand lokalisiert. Von hier aus können sie sich in Längsrichtung des Ösophagus strich- oder straßenförmig, z. T. parallel nach proximal und schließlich auch von hinten nach vorn ausdehnen. Sehr frische Läsionen zeigen einen rötlichen Grund, ältere einen weißlich-gelblichen oder bräunlichen fibrinoiden Bodenbelag, der teils mit einem rötlichen Rand gesäumt ist. Häufig muß man erst die unterschiedlich dicken Fibrinbeläge abstreifen, um den darunter gelegenen Schleimhautdefekt sichtbar zu machen (Abb. 3.7a, b). Eine diffuse Rötung der Schleimhaut und eine Verdickung der Längsfalten durch das Ödem sind ebenso unsichere endoskopische Zeichen einer Ösophagitis wie vermehrte Verletzlichkeit der Schleimhaut, matter Glanz, granulierte Oberfläche, verwaschene Z-Linie sowie eine nicht sichtbare oder undeutliche Gefäßzeichnung.

Da Ausdehnung und Schweregrad der Reflux-Ösophagitis sehr unterschiedlich ausgeprägt sein können, ist ihr endoskopisches Bild sehr variabel. Für die Klinik hat es sich bewährt, diese Veränderungen in vier Schweregrade einzuteilen:

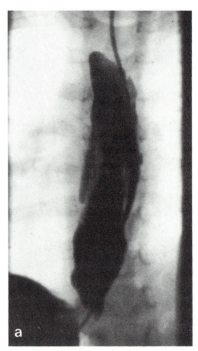

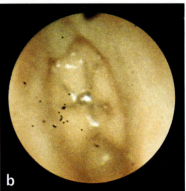

Abb. 3.7a, b. *Refluxösophagitis.* **a** Spontaner gastro-ösophagealer Reflux an der liegenden Magensonde vorbei. Eine eindeutige Beurteilung der Ösophagusschleimhaut ist bei dieser Untersuchungstechnik mit liegender Magensonde nicht möglich. **b** Endoskopischer Befund, der einer zirkulären Ösophagitis ohne Stenose, also dem Schweregrad III entsprach. Histologisch hier Nachweis einer ulzerierenden Ösophagitis. (R. C., geb. 29. 4. 1975)

Grad I Es finden sich einzelne oder mehrere, nicht konfluierende Erosionen, die von der Prädilektionsstelle an der Hinterwand ausgehen.

Grad II Die Erosionen konfluieren und breiten sich von distal nach proximal und von hinten nach vorne aus. Noch ist die Zirkumferenz des Ösophagus nicht eingenommen.

Grad III Die Läsionen ergreifen den gesamten Ösophagusumfang, ohne allerdings das Lumen zu stenosieren (Abb. 3.8a, b).

Grad IV Es bestehen zirkulär angeordnete, chronische Schleimhautveränderungen, wie Ulkus, Stenose, Brachyösophagus und Endobrachyösophagus (s. auch Abb. 3.9a, b).

Während die Veränderungen der Schweregrade I bis III folgenlos abheilen können und somit das Stadium der akuten Reflux-Ösophagitis repräsentieren, entspricht das Narbenstadium des Schweregrades IV der chronischen Reflux-Ösophagitis. In diesem Stadium ist die Reflux-Ösophagitis irreversibel. Auch das zirkuläre, frische Ulkus zählt zum Schweregrad IV, da ein Ulkus in der Regel narbig abheilt. Allerdings gibt es keine sicheren endoskopischen Kri-

terien, eine Erosion von oberflächlichen Ulzerationen abzugrenzen, so daß eine Differenzierung von Schweregrad III und IV gelegentlich nur histologisch möglich ist.

Die Narbenbildung ist von großer klinischer Bedeutung, da sie zur Wandstarre des Ösophagus, zur Verkürzung in Längsrichtung (sekundärer Brachyösophagus) und schließlich zur peptischen Stenose führen kann. Die Narbenbildung ist jedoch

▶

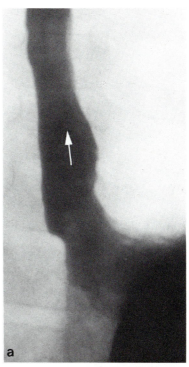

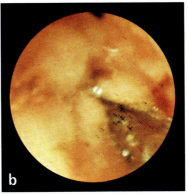

Abb. 3.8a, b. *Refluxösophagitis.* **a** Röntgenologischer Nachweis eines gastro-ösophagealen Refluxes vom Grad III (spontaner Reflux ohne intraabdominelle Druckerhöhung). Beurteilung der Schleimhautverhältnisse im Ösophagus wegen erheblicher Schleimsekretion und der dadurch verursachten mangelhaften Haftung des Kontrastmittels an der Schleimhaut unvollständig. **b** Diffus angeordnete weißlich-gelbliche Beläge auf der Ösophagusschleimhaut. Kein Anhalt für eine Stenose. Die Veränderungen entsprechen nach endoskopischen Kriterien dem Schweregrad III. Histologischer Nachweis einer ulzerierenden Ösophagitis. (B. Th., geb. 23. 11. 1972)

nur eine der Reaktionsmöglichkeiten des Ösophagus im Rahmen der Refluxkrankheit. Die andere ist der Ersatz des zerstörten Plattenepithels durch Zylinderepithel,

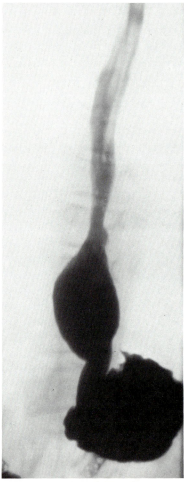

das sehr unterschiedlich differenziert sein kann (Abb. 3.9).

Ist nun der distale Ösophagus durch Zylinderzellmetaplasien zirkulär ausgekleidet, spricht man von einem Endobrachyösophagus (Synonyma: Barrett-Syndrom, Alison-Johnstone-Syndrom, Lower-Esophageal-Line With Columnar Epithelium). Auch der Endobrachyösophagus ist gefährdet durch das Auftreten einer peptischen Stenose. Da Stenosen sich immer am Übergang von Zylinder- zum Plattenepithel entwickeln, liegt hier die Stenose relativ hoch (sog. hochsitzende Stenose). Sie ist häufiger als die terminale, einfache Stenose, die etwa in Höhe der anatomischen Kardia (vgl. Abb. 3.9) liegt.

Endoskopisch imponiert die Stenose, die meist umschrieben und lokalisiert ist, als trichterförmig mit zentral gelegenem Restlumen, das fibrinbedeckte erosive Läsionen aufweist. Häufig findet sich noch ein meist an der Hinterwand und in Längsrichtung des Ösophagus gelegenes Ulkus (sog. Übergangs-Ulkus), das zur Asymmetrie der Stenose führt.

Das Zylinderzellepithel des Endobrachyösophagus unterscheidet sich endoskopisch vom Plattenepithel durch seine rötliche Farbe, durch das Sichtbarwerden der submukösen Gefäße und durch das Fehlen der Längsfalten. Das Zylinderepithel kann die unteren Abschnitte der Speiseröhre entweder vollständig mit symmetrischem Übergang vom Zylinder- ins Plattenepithel auskleiden oder aber einen unregelmäßigen Übergang mit unregelmäßig gezackter Demarkationslinie aufweisen. Die erste Form findet sich bevorzugt im Kindesalter, die zweite beim Erwachsenen.

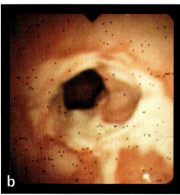

◄

Abb. 3.9 a, b. *Refluxösophagitis.* **a** Röntgenologischer Nachweis einer Ösophagusstenose mit einem Übergangsulkus, das zur Asymmetrie der Stenose führt. **b** Zirkulär das Lumen einengende narbige Ösophagitis mit einem das Restlumen nach seitlich verziehenden Ulkus. (Schweregrad IV). (L. K., geb. 6. 7. 1967)

Als Komplikation des Endobrachyösophagus kann sich im Zylinderepithel an der Hinterwand ebenfalls ein Ulkus, das sog. Barrett-Ulkus, ausbilden, das jedoch seltener ist als das Übergangs-Ulkus.

Im Kindesalter ist eine Eisenmangelanämie häufig als einziges Symptom einer Reflux-Ösophagitis anzutreffen. Beim gleichzeitigen Vorliegen einer Hiatushernie kann die Blutungsursache auch in traumatischen Läsionen des hernierten Magenanteils z. B. als Folge eines gastroösophagealen Prolapses oder in einem Mallory-Weiß-Syndrom (longitudinaler Schleimhauteinriß der Kardiaregion) liegen [65].

Die Bedeutung der Endoskopie bei der Diagnostik der Refluxkrankheit liegt nicht nur im Nachweis von Epitheldefekten und deren Komplikationen, sondern in der durch sie möglichen Einteilung der Schweregrade der Erkrankung. Dies ist entscheidend für die Wahl der Therapie, die beim Schweregrad I bis III konservativ, beim Schweregrad IV chirurgisch erfolgen muß. Der Behandlungserfolg entweder konservativer oder chirurgischer Maßnahmen läßt sich ebenfalls am besten endoskopisch verfolgen. Prognostisch günstig ist eine Rückbildung der klinischen Symptome innerhalb 14 Tagen unter konservativer Therapie einzustufen, allerdings kann bei den Schweregraden II und III ein eindeutiger Therapieerfolg erst nach 2–3 Monaten zu verzeichnen sein.

Differentialdiagnose. Differentialdiagnostisch kommen alle primären und sekundären entzündlichen Veränderungen der Speiseröhre in Frage. Besonders häufig sind sekundäre Formen des Refluxes bei Obstruktionen im oberen Gastro-Intestinaltrakt (hypertrophe Pylorusstenose, Ulcus ventriculi oder duodeni u. a.). Es kommen auch seltene Erkrankungen wie z. B. die Achalasie oder angeborene Stenosen des Ösophagus mit Membranbildung oder Ringbildung in Frage. Sehr selten sind im Kindesalter stenosierende Formen der

Ösophagitis bei Morbus Crohn (s. Kap. 3.8) oder Kollagenosen. Ösophagusstenosen nach Säure-Laugenverätzungen lassen sich anamnestisch klären.

3.6 Unklare Oberbauchbeschwerden und chronisch-rezidivierendes Erbrechen

Definition. Beide Symptome sind als Funktionsstörung nur dann zu diagnostizieren, wenn durch Anamnese, klinischen Befund, klinisch-chemische Diagnostik, Röntgendiagnostik und endoskopische Befunde organische Ursachen ausgeschlossen sind.

Vorkommen. Oberbauchbeschwerden sind ebenso wie Erbrechen im Kindesalter besonders häufige Symptome. In den meisten Fällen sind sie auf funktionelle Ursachen zurückzuführen, nur selten beruhen sie auf organischen Erkrankungen [46].

Symptome und Diagnose. Bauchschmerzen mit und ohne Erbrechen werden im Kindesalter besonders bei extraintestinalen Erkrankungen wie Pneumonie, Harnwegsinfekt, Diabetes mellitus beobachtet. Sie können ebenso wie die intestinalen Ursachen dieser Symptome Gastroenteritis, Hepatitis und seltener Pankreatitis entweder durch klinische oder durch klinischchemische Befunde von den funktionellen Störungen abgegrenzt werden.

Bei unklar gebliebenen Fällen besteht Anlaß zu weiteren diagnostischen Maßnahmen. Die röntgenologische und endoskopische Diagnostik sollte dabei erst an letzter Stelle stehen. Indikationen zur Durchführung einer endoskopischen Untersuchung des oberen, ggf. auch unteren Intestinaltraktes können gegeben sein, um entweder wiederholte Strahlenbelastungen durch Röntgenkontrastmitteluntersuchungen zu vermeiden, um endgültig eine organische Ursache der Beschwerden auszuschließen, oder aber, wenn Begleitsymptome oder pathologische Befunde der vorausgegangenen Diagnostik Hinweis auf eine gastrointestinale Ursache geben. Extragastrointestinale Ursachen dieser Beschwerden können besonders gut mit Hilfe der Sonographie als nicht invasiver und den Patienten subjektiv nicht beeinträchtigender Untersuchungsmethode erkannt werden [43, 104].

Endoskopischer Befund. Die Ergebnisse der endoskopischen Untersuchungen bei Kindern mit unklaren Oberbauchbeschwerden mit und ohne Erbrechen sind unterschiedlich [5, 69, 97]. Eine Zusammenstellung der Relation zwischen unauffälligem und pathologischem Befund bei dieser Indikation ergibt die Tabelle 3.1.

Tabelle 3.1. Endoskopische Befunde bei unklaren Oberbauchbeschwerden im Kindesalter (Stand: Juli 1979)

Autor	*n*	Normal-befund	Patho-logischer Befund
Ament [5]	66	45	21
Liebmann [69]	27	19	8
Tedesco [97]	26	4	22
Eig. Pat.	39	10	29

Die pathologischen endoskopischen Befunde der zitierten Autoren zeigen neben oberflächlichen Schleimhautveränderungen im Sinne von Ösophagitis und akuten Erosionen des Magens und Duodenums auch tiefergreifende Veränderungen wie z. B. Stenosen im Ösophagus, Magen und Duodenum, sowie Ulzera. Eine sinnvolle Indikation zur Endoskopie beim Symptom Oberbauchbeschwerden mit und ohne Erbrechen ist aber nach übereinstimmender Meinung aller Autoren nur bei zusätzlichen Hinweisen klinischer, klinisch-chemischer oder röntgenologischer Art gegeben.

3.7 Peptische Läsionen von Magen und Duodenum

Definition. Peptische Läsionen sind durch sauren, peptisch aktiven Magensaft verursachte Schleimhautdefekte an Ösophagus, Magen und Duodenum. Man unterscheidet zwischen Erosionen und Ulzera. Erosionen sind auf die Schleimhaut beschränkte Epitheldefekte mit intakter Muscularis mucosae. Ulzera dagegen penetrieren die Schleimhaut über die Muscularis mucosae hinaus bis in die Submukosa. Peptische Läsionen werden im Bereich des Ösophagus bei der Refluxkrankheit beobachtet (s. Kap. 3.5). Im Bereich des Magens und Duodenums kann man zwischen den akuten gastro-duodenalen Läsionen oder aber dem chronischen Ulkus unterscheiden.

Vorkommen. Peptische Läsionen kommen im Kindesalter offensichtlich weitaus häufiger vor als bisher angenommen wurde [23, 26, 45, 101]. Über die Häufigkeit der *akuten gastro-duodenalen Läsionen* im Kindesalter gibt es aber keine zuverlässigen Angaben, da systematische fiberendoskopische Untersuchungen in dieser Altersgruppe bisher nicht vorliegen [17, 45]. Während akute Erosionen und akute Ulzera in jedem Lebensalter, also auch beim Neugeborenen und Säugling vorkommen können, tritt die *chronische Erosion* nach eigenen Erfahrungen offensichtlich erstmals beim Jugendlichen etwa ab dem 14. Lebensjahr in Erscheinung. Ihre Zahl nimmt mit zunehmendem Lebensalter in gleicher Weise wie die der chronischen gastro-duodenalen Ulzera zu, mit denen sie in über $^1/_3$ der Fälle kombiniert sind, und für die sie offenbar ein Äquivalent darstellen [41] (Abb. 3.10).

Für das *chronische Ulcus* ventriculi und Ulcus duodeni stehen genauere Zahlen zur Verfügung, da diese Diagnose nicht nur endoskopisch, sondern im größten Teil der Fälle auch röntgenologisch möglich ist. So wurde die Häufigkeit des chronischen Ulcus duodeni mit 49 auf 100 000 Kinder in

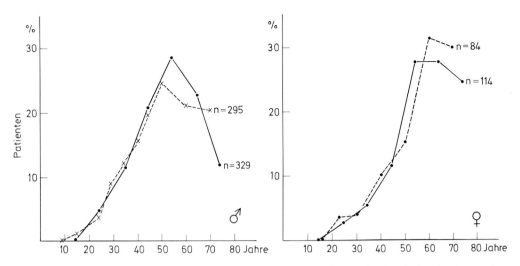

Abb. 3.10. *Altersverteilung der chronischen gastro-duodenalen Erosionen und Ulzera* in einem endoskopischen Untersuchungsgut von 8468 Patienten. Zunehmende Häufigkeit ab der Adoleszenz mit einem Maximum zwischen dem 50. und 60. Lebensjahr. Weitgehend übereinstimmende Altersverteilung beider Läsionen, Überwiegen der Männer ($\male:\female = 3:1$). ———— chronische gastroduodenale Erosionen, – – – – gastroduodenale Ulzera

einem Zeitraum von 10 Jahren angegeben [84]. Für das Ulkus des Magens und Duodenums besteht eine familiäre Disposition [83]. Das Ulcus duodeni wird besonders häufig bei einem HLA-Antigen-Status vom Typ B5, bei Blutgruppe 0 und Non-Sekretor-Status angetroffen [6].

Akute gastro-duodenale Läsionen werden unter Streß-Situationen (nach kardio-vaskulären, abdominellen und neuro-chirurgischen Operationen, bei Schock, Azidose, Hypoxie, Sepsis und Verbrennungen) beobachtet. Außerdem können derartige Schleimhautdefekte bei Behandlungen mit Acetyl-Salizylsäure und Phenylbutazon und schließlich bei mechanischen Obstruktionen, wie bei einer Magenausgangstenose oder Duodenalstenose auftreten (Abb. 3.3a, b) [17]. Für das Kindesalter konnten wir anhand einer retrospektiven Studie nachweisen, daß bei Säuglingen und Kleinkindern überwiegend akute gastro-duodenale Läsionen, d.h. also mehr oberflächliche Läsionen, bei Jugendlichen dagegen mehr das chronische Ulkus, dabei bevorzugt das Ulcus duodeni, vorkommen (Abb. 3.11) [17].

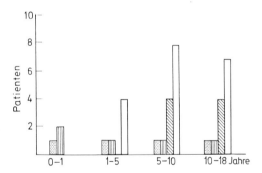

Abb. 3.11. Schematische Darstellung der durch Streß (▦), Stenose (▥) und medikamentös-toxischen Nebenwirkungen (▨) ausgelösten akuten gastroduodenalen Läsionen und der idiopathischen Ulzera (☐) in den Altersgruppen 0–1 Jahr, 1–5 Jahre und 10–18 Jahre. (*n* = 127; Zeitraum = 6 Jahre)

Die Gefährdung der Patienten mit peptischen Läsionen ergibt sich durch die Risiken der akuten intestinalen Blutung oder der Perforation. Gefährdet sind insbesondere Kinder mit medikamentös-toxisch ausgelösten akuten gastro-duodenalen Läsionen aufgrund ihrer oft schweren Grunderkrankung [16].

Symptome. Die klinischen Symptome der *akuten gastro-duodenalen Läsionen* sind unterschiedlich. Viele Patienten sind offensichtlich beschwerde- und symptomfrei, so daß die Diagnose nur zufällig bei Aspiration von blutigem Magensaft aus der Magensonde gestellt wird. Die häufigste klinische Manifestation der akuten gastro-duodenalen Läsion aber ist die akute obere intestinale Blutung.

Das *chronische Ulcus ventriculi oder duodeni* kann sich dagegen wie im Erwachsenenalter mit unklaren Oberbauchschmerzen, Übelkeit, Erbrechen, epigastrischen Schmerzen und schließlich auch an einer gastro-intestinalen Blutung zeigen. Im Gegensatz zu den im Kindesalter ungleich häufigeren funktionellen Beschwerden werden diese Symptome bei Kindern besonders nachts und aus dem Schlaf heraus angegeben. Auch die Dauer der Beschwerden ist unterschiedlich.

Neben akuten, oft nur Stunden dauernden Symptomen werden auch langjährige, diskontinuierliche Beschwerdeintervalle beobachtet [26, 84].

Diagnose. Die Treffsicherheit der Röntgenkontrastdarstellung des Magens und Duodenums und der oberen Intestinoskopie hängt von der Qualität der Untersuchung ab und dürfte heute bei beiden Verfahren bei entsprechender Erfahrung und guter Untersuchungstechnik bei über 90% liegen. Doppelkontrastuntersuchungen des Magens und Duodenums sind dabei der einfachen Kontrastmitteldarstellung deutlich überlegen. Die mit einer akuten gastro-intestinalen Blutung einhergehenden, meist flachen, akuten gastro-duodenalen Läsionen können nur endoskopisch nachgewiesen werden [66].

Beim chronischen Ulkus entgehen die Ulzera im oberen Magendrittel und im Antrum besonders leicht der Röntgendarstellung. Gerade die kleinen und flachen Exulzerationen sind besonders schwierig zu demonstrieren, ebenso multiple Läsionen. Im Duodenum lassen sich u. U. die an der Vorderwand gelegenen linearen Ulzera im Röntgenbild nicht nachweisen.

Endoskopischer Befund. Bei den Erosionen unterscheidet man zwischen akuten (inkompletten) und chronischen (kompletten) Formen. Akute Erosionen können singulär und multipel vorkommen und sind als kleine, nicht mehr als stecknadelkopfgroße, flache, oft hämatinbedeckte Schleimhautdefekte zu erkennen. Diese hämorrhagischen Flecken zeigen keine Umgebungsreaktion und können bei dem geringen Substanzverlust innerhalb weniger Stunden ohne Narben abheilen und endoskopisch nicht mehr sichtbar sein. Bei diffusem Befall des Magens können die akuten hämorrhagischen Erosionen zum Ausgangspunkt einer schweren Magenblutung werden. Die hierfür häufig gebrauchte Bezeichnung hämorrhagisch-erosive Gastritis sollte vermieden werden, da die nur histologisch zu erkennende Gastritis pathogenetisch keine Bedeutung hat. Vielmehr liegen die akuten Erosionen sehr oft in einer entzündungsfreien, normalen Mukosa.

Die *akuten Erosionen* sind bevorzugt an der großen Kurvatur des Magens unter Einschluß des Fundusbereiches und auch im Duodenum lokalisiert. Nicht selten findet man ein Nebeneinander von akuten Erosionen und akuten Ulcera („Streß-Ulzera") (Tafel 1 [1]). Letztere sind wahrscheinlich aus akuten Erosionen entstanden, weisen kaum eine Randreaktion auf und heilen in wenigen Tagen bis Wochen je nach Ausdehnung und Tiefe des Defektes unter oft nur geringer Narbenbildung ab. Es ist dabei endoskopisch nicht immer möglich, kleine, akute Ulzera von rundlichen, linearen oder auch unregelmäßig gestalteten Erosionen zu differenzieren. Dies kann definitionsgemäß nur histologisch erfolgen.

Die *chronischen (kompletten) Erosionen* sind polypoide Läsionen von 5–15 mm

---

1 Tafel I, Abb. 1–10, s. S. 50–52

Durchmesser, die zentral eine weißliche Nekrosezone oder – seltener – nur eine kleine Delle aufweisen. Nach unseren Beobachtungen fehlt bei den Duodenalerosionen besonders häufig der zentrale Schleimhautdefekt. Der Schwellungshof ist gelegentlich leicht gerötet. Die Biopsie direkt aus der Läsion zeigt histologisch eine Erosion der Leistenspitzen mit einer fibrinoiden Nekrosezone. Im Randwall läßt sich histologisch eine foveoläre Pseudohyperplasie nachweisen, die in wechselndem Ausmaß von Ödem und entzündlicher Reaktion der Tunica propria begleitet ist. Die umgebende Schleimhaut ist gewöhnlich histologisch unauffällig.

Die überwiegend multipel auftretenden chronischen Erosionen sind bevorzugt an der großen Kurvatur des Antrums zu finden. Sie kommen aber auch im Fundus und Korpus sowie im Bulbus duodeni (Abb. 3.3 b) vor. Eine Besonderheit der chronischen Erosionen ist, daß sie über Monate und Jahre persistieren können (in unserem Krankengut bei fast der Hälfte der Patienten). Über eine lokale Fibrose aus linear angeordneten Erosionen kann eine persistierende Schleimhautfalte entstehen [41].

Die Form des *chronischen Ulkus* ist gewöhnlich rund oder oval. Es kommen aber auch dreieckige, viereckige, rautenförmige und lineare Ulzerationen vor, gelegentlich sind sie sogar unregelmäßig bis bizarr geformt. Neben der Form müssen Größe und Tiefe, Bodenbelag, Randwall und einstrahlende Falten zur Charakterisierung des Ulkus mit herangezogen werden. Mit Hilfe dieser Einzelkriterien läßt sich entscheiden, ob sich das Ulkus im floriden Stadium, im Abheilungsstadium oder im Narbenstadium befindet (Tafel I.2–I.4).

Im *floriden Stadium* erscheint das klassische benigne Ulkus tief ausgestanzt, der Grund ist dick mit schmutzigem oder weißlichem Fibrin belegt, gelegentlich ist älteres oder frisches Blut zu sehen. Der Ulkusrand ist scharf begrenzt und ödematös verdickt, die weitere Umgebung erscheint

unauffällig. Wichtig ist das Fehlen konvergierender Schleimhautfalten (Tafel I.3).

Im *Abheilungsstadium* verkleinert sich das Ulkus, wobei es unterschiedliche Formen annimmt. Teils verkleinert es sich konzentrisch, teils heilt es linear ab (s. Tafel I.4). Auf dem Grund wird der weißliche Fibrinbelag dünner. Das Ödem der Randzone nimmt ab, durch das Einsprossen von Kapillaren färbt sich jetzt die Schleimhaut zunehmend rötlich. Aus der Umgebung strahlen Schleimhautfalten sternförmig auf das Ulkus zu.

Im *Narbenstadium* ist der weiße Belag verschwunden. Die Schleimhaut ist zunächst noch rötlich (sog. rote Narbe), später erscheint sie häufig durch Bindegewebsbildung weißlich. Die einstrahlenden Schleimhautfalten bilden sich zurück und sind je nach Tiefe des ehemaligen Ulkus nur noch undeutlich oder gar nicht mehr zu sehen.

Das Magengeschwür liegt immer an der Grenze zwischen säure-produzierender Korpusschleimhaut und nicht-säureproduzierender Schleimhaut, also im Bereich des Antrums bzw. der Kardia. Entsprechend finden sich Ulzera ventriculi im Kindesalter im Antrum und zwar relativ nahe am Pylorus. Meist auf der Seite der kleinen Kurvatur gelegen, können sie aber auch im Bereich der großen Kurvatur zu finden sein. Die häufigeren Ulcera duodeni liegen im Kindesalter bevorzugt an der Bulbusvorderwand und der Bulbushinterwand [17, 26]. Auch im Kindesalter kommen multiple Ulzera vor, die sich als sog. "kissing ulcers" gegenüberliegen können.

Differentialdiagnose. In der Regel bieten die verschiedenen peptischen Läsionen endoskopisch ein eindeutiges Bild. Sie bergen im Kindesalter nur selten differentialdiagnostische Schwierigkeiten. Insbesondere spielt die beim Erwachsenen so wichtige Differenzierung des benignen Ulkus vom ulzerierten Magenkarzinom bei Kindern fast keine Rolle (Tabelle 3.6). Akute Erosionen und Ulzera können Folge eines

Morbus Crohn von Magen und Duodenum sein (s. Kap. 3.8). Chronische Erosionen können, wenn sie singulär vorkommen, manchmal nicht von anderen, polypoiden Läsionen epithelialer und nicht-epithelialer Herkunft unterschieden werden. In diesen Fällen kann die Diagnose nur durch die Abtragung der Läsion mit Hilfe der Polypektomieschlinge histologisch erfolgen. Von den malignen Tumoren, die auch im Kindesalter und Jugendalter vorkommen können, muß das maligne Lymphom genannt werden [73]. Dieser Tumor kann sowohl unter dem Erscheinungsbild eines isolierten kleineren Ulkus, einer großflächigen Ulzeration als auch multipler polypoider Erhebungen auftreten (s. Kap. 3.13).

3.8 Morbus Crohn

Definition. Der M. Crohn ist eine chronische Darmerkrankung, die sich diskontinuierlich im gesamten Gastrointestinaltrakt unter Bevorzugung des terminalen Ileum und proximalen Kolon ausbreiten kann (s. Kap. 7.2.3). Im oberen Verdauungstrakt werden Läsionen der Mundschleimhaut, des Ösophagus, des Magens und des Duodenums beschrieben.

Vorkommen. Immer häufiger wird eine Beteiligung des oberen Intestinaltraktes bei M. Crohn beschrieben [56]. Es überwiegen dabei die Manifestationen in Magen und Duodenum. Eine gesicherte Beteiligung des Ösophagus konnte bisher nur selten nachgewiesen werden [56]. Für das Kindesalter liegen bisher nur Einzelbeobachtungen vor [13, 56].

Symptome. Die klinischen Symptome der oberen Intestinalbeteiligung bei M. Crohn variieren je nach Lokalisation, Schweregrad und Ausdehnung der Entzündung. So können Dysphagie, retrosternale Schmerzen bei einer Ösophagusbeteiligung, unklare Oberbauchbeschwerden mit und ohne Erbrechen sowie obere Intestinalblutungen bei Manifestation der Erkrankung im Magen und Duodenum auftreten (eigene Beobachtung).

Diagnose. Der Nachweis des Befalls von Ösophagus, Magen und Duodenum ist nur durch die Kombination von Röntgenuntersuchung, Endoskopie und Histologie möglich [56]. Röntgenologische und endoskopische Kriterien sind unspezifisch. Lediglich für die Antrumbeteiligung im Rahmen des M. Crohn soll die Deformierung des Antrum zum sog. Ramses-Horn charakteristisch sein [36]. Gesichert wird die Diagnose aber erst durch die gezielte Biopsie oder die histologische Untersuchung des Resektionspräparates. Kleine Biopsiezangen, wie sie für die pädiatrischen Fiberendoskope des Typs GIF-P$_2$ unumgänglich sind, engen die Wahrscheinlichkeit eines charakteristischen Biopsiebefundes erheblich ein. Es sollten daher in diesen Fällen ausschließlich Geräte mit normalem Instrumentierkanal benutzt werden (z. B. GIF Q, TX-7, UGI-F).

Endoskopischer Befund. Im *Ösophagus* sind die endoskopischen sichtbaren Veränderungen bei M. Crohn variabel. Man unterscheidet zwischen dem Stadium I mit blanden oder nekrotisierenden, erosiven oder ulzerösen Läsionen und dem Stadium II, welches mit stenosierenden Formen der Ösophagitis einhergeht (Tafel I.5) [56]. Im Stadium I können die Schleimhautdefekte innerhalb kurzer Zeit reversibel sein.
Beim M. Crohn des Magens werden im präpylorischen Antrum granuläre Schleimhautveränderungen mit und ohne aphthoide Läsionen und serpiginöse Ulzerationen bzw. lineare Ulzerationen beschrieben [24]. Die gleichen Veränderungen werden im Duodenum gefunden.
Die Verteilung der endoskopisch sichtbaren Läsionen im oberen Intestinaltrakt bei 10 unserer Kinder mit gesichertem M. Crohn des unteren Dünndarms und Dickdarms wird in Tabelle 3.2 dargestellt.

Tabelle 3.2. Endoskopisch-histologische Befunde bei der oberen Intestinoskopie von 10 Kindern mit Enterocolitis granulomatosa Crohn (Stand: Juli 1979)

Organ	Endoskopischer Befund		Histologischer Befund
Ösophagus	Ösophagitis	5	Unspezifische Entzündung
	Stenose	1	Granulom
Magen	Akute Erosionen	4	Unspezifische chronische Entzündung
	Ulcus ventriculi	1	
Duodenum	Ulcus duodeni	1	Epitheloidzelliges Granulom

Differentialdiagnose. Bei Patienten mit M. Crohn des unteren Dünndarms und/oder Dickdarms sollte systematisch der obere Intestinaltrakt endoskopisch untersucht werden, um über die Beteiligung dieser oberen Abschnitte des Verdauungstraktes eindeutige Informationen zu erhalten. Auf jeden Fall ist die Durchführung der Endoskopie aber bei klinischen Symptomen, wie Oberbauchbeschwerden, Dysphagie und Erbrechen indiziert. Die endoskopisch sichtbaren Läsionen bei M. Crohn in diesem Abschnitt des Verdauungstraktes sind allerdings nicht spezifisch, sie können bei allen anderen entzündlichen Erkrankungen beobachtet werden.

3.9 Ösophago-gastrale Varizen

Definition. Bei Vorliegen einer portalen Hypertension entwickeln sich als Folge der Behinderung der splanchnischen Zirkulation Umgehungskreisläufe. Von diesen kommt den ösophagogastralen Varizen klinisch die größte Bedeutung zu, da sie zum Ausgangspunkt einer massiven Intestinalblutung werden können.

Vorkommen. Die häufigste Ursache der portalen Hypertension im Kindesalter ist der extrahepatische, präsinusoidale Block [51]. Im Neugeborenenalter wird er meist durch Infektionen wie Omphalitis, Peritonitis, oder aber iatrogen durch Nabelveneninjektionen mit nachfolgender Thrombosierung der Pfortader verursacht. Jenseits des Neugeborenenalters können abdominelle Traumen, schwere Dehydratation, infiltrierende oder raumfordernde Prozesse zu einer Pfortaderthrombose führen [86].
Wesentlich seltener sind im Kindesalter die intrahepatischen Ursachen des Pfortaderhochdrucks. Sie werden entweder als Folge einer angeborenen Hepatitis, einer Gallengangsatresie, einer kongenitalen Leberfibrose, einer Stoffwechselerkrankung oder einer chronisch-aktiven Hepatitis beobachtet. Der posthepatische Block ist im Kindesalter extrem selten [95].

Symptome. Ösophago-gastrale Varizen verursachen selbst keine Beschwerden. Symptome, die auf einen Pfortaderhochdruck im Kindesalter hinweisen, sind Spleno- und Hepatosplenomegalie, die mit großem Abdomen und Aszites verbunden sein können. Hämatemesis, Meläna, Anämie und Thrombopenie sind bereits Komplikationen der portalen Hypertension. Patienten mit extrahepatischer Form der portalen Hypertension werden meist im Alter zwischen 1–5 Jahren auffällig [51, 86]. Kinder mit intrahepatischem Block weisen je nach Art und Aktivität der Grunderkrankung während des gesamten Kindesalter erstmals Zeichen der portalen Hypertension auf.

Diagnose. Der Nachweis bzw. Ausschluß ösophago-gastraler Varizen wird im Kindesalter unter zwei verschiedenen klinischen Bedingungen relevant: Es sind dies
– die akute obere intestinale Blutung
– der Verdacht auf eine portale Hypertension bei Spleno- oder Hepatosplenomegalie.

Die Symptome der akuten intestinalen Blutung: Hämatemesis und/oder Meläna gestatten primär keine Unterscheidung zwischen den verschiedenen, als Ursache in Frage kommenden Erkrankungen: Refluxkrankheit, Ösophagus-/Fundus-/Duodenalvarizen, akute oder chronische gastroduodenale Läsionen, Meckel-Divertikel oder Polypen zu (s. Kap. 3.10 und 7.4). Der exakte Nachweis der Blutungsquelle und somit eine eindeutige therapeutische Entscheidung ist nur mit Hilfe der Endoskopie möglich.

Bei Verdacht auf eine portale Hypertension ohne gastro-intestinale Blutung erlauben Anamnese, klinischer Befund, Ergebnisse der klinisch-chemischen Untersuchungen und die Röntgendiagnostik schon eher eine weitgehende Differenzierung der in Frage kommenden Ursachen des Pfortaderhochdrucks. Röntgenologisch sind aber nur etwa 80% der Ösophagusvarizen nachweisbar [86], so daß die endgültige Beantwortung der Frage nach Ösophagusvarizen der Endoskopie vorbehalten bleibt [27]. Je nach dem endoskopischen Befund kann bei Vorliegen von Varizen auch zur Indikation einer Sklerosierungsbehandlung Stellung genommen werden [81].

Endoskopischer Befund. Endoskopisch kann man zwischen isolierten Varixknoten, Varix-Konvoluten und perlschnurartig angeordneten Varizen unterscheiden (Tafel I.6 und I.7) [27]. Die perlschnurartig angeordneten Varizen und Varizen-Konvolute beginnen meist im mittleren Ösophagus und ziehen in unterschiedlicher Ausbildung bis hin zur Kardia. Isolierte Varixknoten sind in der Regel kardianah lokalisiert. Die Farbe der Varizen hängt von der Dicke der über ihnen liegenden Schleimhautschicht ab. Die bläuliche Farbe ist nur bei ganz oberflächlich liegenden Varizen zu beobachten. Bei größeren Schichtdicken haben die Varizen eine weißlich-blasse Farbe. Die Konsistenz der Varizen ist weich, bei Erhöhung des intraabdominellen Druckes treten sie we-

sentlich deutlicher hervor [27]. Die Inspektion von Magen und Duodenum gehört bei dieser Indikationsstellung daher unbedingt zur Untersuchung dazu. Es müssen sowohl Duodenalvarizen als auch Fundusvarizen nachgewiesen bzw. ausgeschlossen werden.

Duodenalvarizen sind ebenso wie die Ösophagusvarizen entweder als isolierte Knoten oder strangförmige Gebilde angeordnet. Die Abgrenzung von der manchmal ähnlich strukturierten Papilla Vateri ergibt sich durch die mit einer Knopfsonde zu erfassende, weichere Konsistenz und die durch lange Beobachtung festzustellende fehlende Absonderung von Galle.

Fundusvarizen müssen nach Inversion durch zirkuläre Betrachtung der gesamten Fundusregion ausgeschlossen werden. Sie sind meist als bläuliche, erweiterte Gefäße in der durch ausreichende Luftinsufflation entfalteten Magenschleimhaut zu erkennen.

Differentialdiagnose. Die Unterscheidung zwischen Varix-Knoten und polypoiden Läsionen im Bereich des Ösophagus oder Duodenums kann manchmal erhebliche Schwierigkeiten bereiten (s. Tafel I.8). Bei Verdacht auf Varizen sind Schleimhautbiopsien kontraindiziert. Mit Hilfe einer geschlossenen Biopsiezange oder einer Knopfsonde kann über die Bestimmung der Konsistenz eine weitgehende Differenzierung erfolgen. Polypoide Läsionen weisen oft zusätzliche Nekrosebezirke auf.

3.10 Obere Intestinalblutung

Vorkommen. Die akute, obere intestinale Massenblutung ist im Kindesalter, verglichen mit der Häufigkeit beim Erwachsenen, relativ selten [29, 57, 71]. In diesen Altersgruppen werden akute Blutungen entweder durch „streß"-bedingte oder medikamentös-toxisch verursachte akute gastro-duodenale Ulzerationen ausgelöst. Außerdem kommen Blutungen bei der Refluxkrankheit vor, die sich aber mehr durch einen chronischen Verlauf mit zusätzlichen, akuten Schüben auszeichnen. Blutungen aus Varizen bei portaler Hypertension sind im Kindesalter meist durch einen prähepatischen Block verursacht [51]. Blutungen bei Kindern mit chronischem Ulkus sind eher selten [16]. Zuletzt können akute obere intestinale Blutungen nach stumpfen Bauchtraumen oder bei Angiomen oder Hamartomen auftreten [1, 21].

Symptome. Die führenden Symptome der akuten oberen Intestinalblutung sind Hämatemesis und/oder Meläna [16]. Für die Beurteilung der Gefährdung eines Kindes durch eine solche Blutung ist neben der Objektivierung des Ausmaßes des Blutverlustes die Kenntnis einer komplizierenden Grund- bzw. Begleiterkrankung entscheidend. Nach unseren Erfahrungen sind besonders Kinder mit portaler Hypertension bei Leberzirrhose und Kinder mit medikamentös-toxisch induzierter oberer Intestinalblutung gefährdet [16]. Im Gegensatz zu Patienten mit einem praehepatischen Block tolerieren Patienten mit Leberzirrhose akute obere Intestinalblutungen schlecht. Bei Patienten mit immunsuppressiver Therapie z. B. nach Nierentransplantation oder bei juveniler rheumatoider Arthritis oder bei Patienten mit Morbus Crohn stellen akute obere Intestinalblutungen auch im Kindesalter eine folgenschwere Komplikation dar.

Diagnose. Die Aussagekraft röntgenologischer Verfahren, wie z. B. Bariumkontrastdarstellung des oberen Magen-Darmtraktes, oder der Arteriographie, oder nuklearmedizinischer Untersuchungen mit der Isotopentechnik oder der Fluoreszin-Fadentechnik ist bei oberen intestinalen Blutungen eingeschränkt [14, 16, 57]. Eine sichere Diagnose bezüglich der Lokalisation und der Art der Blutungsquelle ist nur durch eine Endoskopie möglich [28, 57]. Diese „Notfallendoskopie" muß aber z. B. wegen der schnellen Abheilungstendenz

akuter Erosionen spätestens innerhalb der ersten 24 h nach Manifestation der Blutung erfolgen [29, 57, 71].

Endoskopischer Befund. Im Kindesalter werden wie beim Erwachsenen Blutungsquellen im Ösophagus, im Magen und Duodenum beobachtet (Tabelle 3.3). *Blutungsquellen im Bereich des Ösophagus* sind meist Blutungen aus Ösophagusvarizen oder akute Blutungen bei den schweren Formen der Refluxkrankheit. Unabhängig von der Ausdehnung der Varizen bis zur Grenze zum oberen Ösophagusdrittel, was beim Kind etwa einer Höhe von 18 cm entspricht, erkennt man bei Varizenblutungen meist im unteren Ösophagusdrittel punktförmige Erosionen auf den trauben- oder strangförmig verlaufenden, hier submukös gelegenen Varizen. Koagel sollten nicht abgespült werden. In der Regel werden intakte Varizen auch im Kindesalter durch die Manipulationen bei der gastrointestinalen Fiberendoskopie nicht verletzt (Tafel I.6 und I.7).
Bei Patienten mit schwerer Refluxkrankheit finden sich oft bereits im mittleren Drittel des Ösophagus ösophagitische Veränderungen. Die Schleimhaut ist hier vulnerabel, sie weist zahlreiche, ineinander

Tabelle 3.3. Verteilung der Blutungsquellen im oberen Intestinaltrakt bei akuter Intestinalblutung im Kindesalter (40 Patienten) (Stand: August 1980)

Lokalisation	Blutungsquelle	*n*
Ösophagus	Varizen	7
	Refluxösophagitis	3
	Erosionen bei hämorrhagischer Diathese	2
Magen	Akute Erosionen	11
	Ulkus	4
Duodenum	Ulkus	11
	Hämobilie	1
Keine Blutungsquelle		3

43

übergehende Schleimhautdefekte im Sinne von Erosionen auf. Aus diesen Läsionen kann es in Form einer Sickerblutung bluten. Bei der Refluxkrankheit vom Schweregrad IV finden sich in Höhe der peptischen Stenose entweder Übergangsulcera oder Barrett-Ulcera in der Zylinderepithelauskleidung (Abb. 3.9).

Im Magen kommen als Blutungsquellen vor allem akute Erosionen in Betracht. Sie können in allen Magenabschnitten auftreten, sind also nicht an die nichtsäureproduzierende Schleimhaut gebunden. Man erkennt sie als zahlreiche, oberflächliche Schleimhautdefekte ohne Randsaum. Der Grund dieser Läsionen ist je nach ihrem Alter mit Blut oder Hämatin bedeckt (Tafel I.1). Blutende Ulcera ventriculi sind im Kindesalter selten. Ihre Lokalisation liegt im präpylorischen Antrum (Tafel I.2, I.4). Häufige Blutungsquellen sind bei Kindern akute *duodenale Läsionen*. Die alleinige endoskopische Differenzierung zwischen akuter großflächiger Ulzeration und einem eigentlichen Ulkus fällt schwer. Die großflächige Ulzeration weist eine samtartige, spontan und bei Kontakt erheblich blutende Oberfläche auf, der Rand dieser Läsion zeigt meist einen unscharfen Übergang in die normale Schleimhaut. Blutende Ulzera duodeni sind dagegen scharf gegen die umgebende normale Schleimhaut abgegrenzt. Mit zunehmendem Alter der Läsion prägt sich ein Randsaum aus (Tafel I.3).

Auch beim Kind muß mit zusätzlichen, potentiellen Blutungsquellen gerechnet werden [16]. Diese zusätzlichen Blutungsquellen, die ihrerseits eine erhebliche Gefährdung des Kindes bedeuten können, sind nur durch eine vollständige Untersuchung von Ösophagus, Magen und Duodenum bis hin zur Papille zu erkennen. Es ist nicht zulässig, mit dem Nachweis einer Blutungsquelle im Ösophagus die obere Intestinoskopie zu beenden.

Differentialdiagnose. Die Symptome Meläna oder Hämatemesis können in den unterschiedlichen Altersgruppen durch verschiedene extraintestinale Blutungsquellen ausgelöst werden. Neben verschlucktem mütterlichem Blut, wie es bei Säuglingen häufig zu beobachten ist, kommen in erster Linie Blutungsquellen aus dem Nasen-Rachenraum in Betracht. Vor der Durchführung einer intestinalen Endoskopie sollten diese Blutungsquellen mit Sicherheit ausgeschlossen werden. Blutungen aus einem Meckel-Divertikel, aus Hämangiomen und Blutungen aus dem Dickdarm müssen bei unauffälligem Befund im oberen Intestinaltrakt in Erwägung gezogen werden.

Folgende Fragen sind bei der Notfallendoskopie einer oberen intestinalen Blutung auch im Kindesalter eindeutig zu klären: Wo ist die Blutungsquelle lokalisiert? Welche Art Blutungsquelle liegt vor (Erosion – Ulkus – diffuse – lokalisierte Blutung)? Ist die Blutung zum Stillstand gekommen oder nicht? Liegen zusätzliche potentielle Blutungsquellen vor?

Erst mit der Beantwortung dieser Fragen kann Stellung genommen werden, welche Form der Therapie bei der vorliegenden Blutung sinnvoll ist. Zur endoskopischen Therapie aktueller Blutungen stehen zahlreiche mechanische, thermische und chemische Blutstillungsverfahren zur Verfügung. Von diesen sind jedoch nur wenige auch im Kindesalter praktikabel (Tabelle 3.4). Zu den chemischen Maßnahmen gehört die Wandsklerosierung des Ösophagus sowohl in der akuten Blutung als auch im freien Intervall. Hierbei wird in wöchentlichen Abständen in bis zu 4 Sitzungen eine Gesamtmenge von ca. 30 ml 0,5–1% Aethoxysklerol (Einzelinjektion bis zu 1 ml) pro Sitzung neben die in der distalen Speiseröhre subepithelial gelegenen Varizen injiziert. Über die ödematösen Schleimhautpolster, die eine akute Blutung zunächst rein mechanisch stillen, kommt es allmählich zur narbigen Wandverdickung des Ösophagus, unter der die Varizen zumindest temporär geschützt liegen. Für die Wandsklerosierung eignen sich sowohl flexible als auch starre Ösophagoskope [81].

Tabelle 3.4. Praktikable endoskopische Blutstillungsverfahren bei akuter Intestinalblutung im Kindesalter

---

1. Chemische Maßnahmen
   Wandsklerosierung der Speiseröhre bei Ösophagusvarizen (0,5–1% Aethoxysklerol)

2. Mechanische Maßnahmen
   Umspritzung ösophago-gastraler Ulzera
   (0,5–1% Aethoxysklerol)

3. Thermische Maßnahmen
   Polypektomie (blutender Polyp)
   Laser-Photokoagulation (Nd-Yag-Laser, Argon-Laser)

Zu den mechanischen Maßnahmen gehört die Umspritzung von im Ösophagus oder Magen gelegenen Ulzera (bis zu 5 ml Aethoxysklerol unmittelbar neben dem Ulkus in die Submukosa) oder die Injektion der gleichen Lösung in den Polypenstiel bei Nachblutungen nach Polypektomien.

Von den verschiedenen thermischen Blutstillungsverfahren dürfte (neben der Polypektomie) augenblicklich nur die Laser-Photoagulation blutender akuter und chronischer Ulzera wie auch potentieller Blutungsquellen eine Rolle spielen. Mit Hilfe moderner Lichtleiter wurde es möglich, Neodym-Yag oder Argon-Laserlicht auch über pädiatrische Instrumente (TX-7, ACM) an die Blutungsquelle heranzuführen.

3.11 Fremdkörperingestionen

Vorkommen. Fremdkörper werden vor allem von Kleinkindern und jungen Schulkindern versehentlich verschluckt, meist handelt es sich dabei um Ingestionen von Münzen [9, 75]. Bei Jugendlichen können ebenso wie bei Erwachsenen Fremdkörperingestionen aus suizidaler Absicht beobachtet werden. Die bevorzugten Gegenstände sind hierbei scharfkantige Gegen-

stände wie Messer, Rasierklingen oder (abgebrochene) Löffel [75].

Die Indikation zur endoskopischen Extraktion eines Fremdkörpers ist gegeben, wenn dieser länger als 6 h im Ösophagus festsitzt. Bei längerer Verweildauer im Ösophagus besteht sonst die Gefahr einer Drucknekrose [75]. Fremdkörper im Magen stellen nur eine relative Indikation zur endoskopischen Entfernung dar. Die Indikation hierzu sollte erst nach einer Verweildauer von 14 Tagen bis zu 3 Wochen, bei gefährlichen Gegenständen wie offenen Sicherheitsnadeln, scharfkantigen Metallteilen, Kunststoffteilen mit Weichmachern, oder Batterien jedoch sofort gestellt werden [14, 54, 75]. Unabhängig von der Art des verschluckten Fremdkörpers ergibt sich die Notwendigkeit einer endoskopischen Extraktion, wenn der verschluckte Fremdkörper zu einer Passagestörung im Magen-Duodenalbereich führt.

Symptome. Je nach Größe des Fremdkörpers und Alter des Kindes werden Stridor, Dysphagie oder Schmerzen hinter dem Brustbein während der Ösophaguspassage angegeben. Mit Erreichen des Magens verursacht der Fremdkörper in der Regel keine Beschwerden mehr.

Diagnose. Die Lokalisation des Fremdkörpers erfolgt durch Röntgenuntersuchungen. Bei schattengebenden Fremdkörpern reicht eine Übersichtsaufnahme von Thorax und Abdomen im Liegen hierzu aus. Bei nicht schattengebenden Fremdkörpern ist eine röntgenologische Lokalisation nur mit Hilfe eines Kontrastmittels (Gastrografin) möglich [75].

Endoskopischer Befund. Bei Kindern sitzen Fremdkörper im Ösophagus entweder an der oberen physiologischen Ösophagusenge in Höhe des Larynx oder in Höhe der Kardia. Fremdkörper im Bereich des Magens können beim in Linksseitenlage gelagerten Kind oft schwer aufzufinden sein. Meist liegen sie unmittelbar unterhalb der

Kardia im Bereich des Magensees. Durch eine Umlagerung aus der normalen Linksseiten- in eine Beckentief- und Bauchlage kann der Fremdkörper dann in eine günstige Position in den Antrumbereich gebracht werden.

Die Extraktion erfolgt mit Hilfsinstrumenten, die in großer Variation zur Verfügung stehen müssen. Es sind dies Münzgreifzangen, Polypengreifzangen, Polypektomieschlingen und Dormia-Körbchen (Tabelle 1.2). Ohne derartige Zusatzgeräte sollte prinzipiell kein Extraktionsversuch unternommen werden, da der Einsatz dieser Instrumente individuell, abhängig von Größe, Oberfläche, Lage und evtl. störendem Mageninhalt während der Endoskopie entschieden werden muß.

Die Extraktion eines Fremdkörpers wird durch Speisereste oder Fasermaterial (Sauerkraut) erschwert, da dann die zur Extraktion erforderliche Übersicht im Magen fehlt. Fremdkörper mit glatten Oberflächen können ebenfalls erhebliche technische Schwierigkeiten bei der Extraktion bieten. Vor der Extraktion müssen die umliegenden Schleimhautbezirke auf Drucknekrosen hin überprüft werden. Es muß sichergestellt sein, daß keine Schleimhaut mit dem Greifinstrument gefaßt wurde. Bei länglichen Gegenständen sollte das Greifinstrument entweder an der Spitze oder am Ende ansetzen, um den Fremdkörper mit dem kleinsten Durchmesser durch den Ösophagus herausziehen zu können.

Zur Extraktion wird der Fremdkörper durch das Greifinstrument unmittelbar unter die Gerätespitze gezogen und fixiert. Anschließend wird das Gerät mit fixiertem Fremdkörper langsam zurückgezogen. Bei Auftreten eines Widerstandes muß der Extraktionsversuch beendet werden. Dieser Widerstand tritt meist unterhalb der oberen Ösophagusenge auf, beim Kind entsprechend 10–15 cm unterhalb der Zahnreihe. Man kann versuchen, die Passage dennoch durch Auslösen eines Würgreizes zu ermöglichen.

Scharfkantige Gegenstände können mit Hilfe eines großkalibrigen Schlauches geborgen werden, der Gerät und Fremdkörper aufnehmen kann. Dieses Verfahren ist aber wegen der Gefahr der Trachealkompression bei kleinen Kindern kontraindiziert. Das Greifen eines Fremdkörpers mit Hilfe einer Zange oder eines sonstigen Hilfsmittels ist für den gesamten Bereich des Ösophagus mit starren Geräten einfacher als mit den flexiblen Fiberendoskopen. Speziell für Fremdkörper, die in Höhe der oberen physiologischen Ösophagusenge lokalisiert sind, muß berücksichtigt werden, daß gerade in diesem Bereich die Übersicht mit den flexiblen Fiberendoskopen eingeschränkt ist, so daß sich bei dieser Lokalisation immer die Verwendung eines starren Ösophagoskopes empfiehlt.

3.12 Säure-Laugenverätzungen

Definition. Durch Einwirkung von Säuren und Laugen auf die Ösophagus- und Magenschleimhaut können in Abhängigkeit von der Ätzwirkung der Substanz Schleimhautläsionen entstehen. Man unterscheidet:

- Leichte Ösophagusverätzungen, die lediglich zu Hyperämie und Ödem führen.
- Mittelschwere Verätzungen, die fleckförmige bis zirkuläre Ulzerationen verursachen können, die bis in die Submukosa reichen.
- Schwere Verätzungen, die konfluierende und durch alle Muskelschichten dringende nekrotisierende Läsionen auslösen [53].

Nur leichte Ösophagusverätzungen heilen folgenlos aus. Ulzera heilen narbig ab, sie können je nach ihrer Form und Lokalisation zu Stenosen führen. Nekrotisierende, alle Wandschichten erfassende Verätzungen, führen über eine Perforation zu nachfolgender Mediastinitis bzw. Peritonitis. Der Zeitpunkt der Perforation ist abhängig von der Ätzwirkung der Lösung [53, 105].

Vorkommen. Bei Kindern sind akzidentelle Ingestionsunfälle mit ätzenden Haushaltsmitteln verhältnismäßig häufig. Die meisten Verätzungen führen jedoch nur zu klinisch nicht ins Gewicht fallenden, leichten Formen der Schleimhautschädigung. Schwere Ösophagusverätzungen mit Strikturbildung oder Perforationen werden in dieser Altersgruppe nur selten beobachtet. Sie müssen in Betracht gezogen werden, wenn Ingestionen mit Metallsilikaten (Reiniger für Geschirrspülautomaten), Natronlauge (Abflußreiniger), Ameisensäure (Entkalker), Salzsäure und Phenolen vorliegen [105].
Relativ ungefährlich sind Substanzen wie Allzweckreiniger (Detergentien, Polyphosphate und Haushaltsbleichen (Natriumhypochlorid)) [78].

Symptome. An eine Ösophagusverätzung muß gedacht werden, wenn bei entsprechender Anamnese mindest eines der folgende Symptome zu beobachten ist:

– Ätzspuren im Mund und Rachen
– Hypersalivation
– Würgen, Erbrechen
– Schmerzen im Bereich des Thorax und Oberbauchs
– Schock, Atemnot [78].

Die Diagnose muß mit der Anamnese und der klinischen Symptomatik gestellt werden. Gerade im Kindesalter erfolgen Ingestionen aber meist unbeobachtet, so daß die Entscheidung darüber, ob eine Verätzung vorliegen kann oder nicht, allein von klinischen Symptomen abhängig gemacht werden muß.
Die obere Intestinoskopie sollte bei Verätzungen entweder als Notfallendoskopie, d. h. unmittelbar nach Ingestion oder aber nach einem Intervall von etwa zehn Tagen vorgenommen werden. Bei Vorliegen eines der oben genannten Verätzungssymptome und der Ingestion eines stark ätzenden

Mittels (s. o.) muß in diesem Intervall eine Behandlung mit Steroiden und Antibiotika vorgenommen werden [78].

Endoskopischer Befund. Bei leichten Formen einer Speiseröhrenverätzung erkennt man einzelne oder fleckförmig angeordnete Schleimhautdefekte, bevorzugt in Höhe einer der drei physiologischen Ösophagusengen (Tafel I.9). Meist ist nicht die gesamte Zirkumferenz des Ösophagus erfaßt. Die Tiefe einer Verätzung ist endoskopisch nicht sicher abzuschätzen.
Schwere Formen der Ösophagusverätzung zeigen ebenfalls im Bereich der drei physiologischen Ösophagusengen, also in Höhe des Larynx, der Bifurkation und der Kardia, Schleimhautnekrosen, die oft zirkulär angeordnet sind.
Außer zu Verätzungen der Speiseröhre kann es auch zu Verätzungen im Antrum kommen. Es ist also nicht zulässig, bei einer Säure-Laugeningestion lediglich eine Ösophagoskopie durchzuführen.
Als einzige Untersuchungsmethode erlaubt die Endoskopie den sicheren Nachweis und die Abschätzung des Schweregrades einer Verätzung. Sie kann damit helfen, eine eindeutige Indikation zur Behandlung mit Steroiden und Antibiotika zu stellen [78]. Allerdings ist die Sofort-Endoskopie nur in einigen wenigen Zentren prinzipiell möglich. Erschwerend kommt hinzu, daß bei Kindern eine anzustrebende Sofort-Endoskopie allein deshalb nicht möglich ist, da sie in der Regel nicht nüchtern sind. So konnten wir nur bei drei von insgesamt 15 Kindern mit Säure-Laugeningestion eine Sofort-Endoskopie vornehmen. Nach unseren Erfahrungen hat es wenig Sinn, trotz einer kurz vorher erfolgten Nahrungsaufnahme zu endoskopieren, da die Inspektion der Schleimhaut wegen der Nahrungsmittelreste unvollständig ist. Damit begibt man sich aber gerade des entscheidenden Vorteils der endoskopischen Untersuchung. Außerdem darf das Risiko der Aspiration unter diesen Bedingungen nicht außer Acht gelassen werden. Die

Spät-Endoskopie nach 10–14 Tagen erlaubt eine prognostische Aussage und ermöglicht die Indikation zu einer Bougierungsbehandlung zu stellen. Bei Kindern mit nachgewiesenen Ösophagusverätzungen sollte eine Nachsorge über eine längere Zeit unter Einschluß von Kontrastmitteldarstellungen des Ösophagus und ggf. endoskopischen Verlaufskontrollen vorgenommen werden, um so die Spätkomplikationen der Säure-Laugeningestion in Form der Ösophagus- oder Magenausgangsstenose rechtzeitig zu erkennen.

3.13 Tumoren

Benigne Tumoren des oberen Intestinaltraktes

Definition und Vorkommen. Tumoren des oberen Intestinaltraktes sind bei Kindern sehr selten [86]. Die gutartigen Tumoren (Tabelle 3.5) können entweder als solitäre Tumoren oder aber auch als multiple Tumoren auftreten. Am häufigsten befallen sind Magen, Duodenum und Ileum [50].

Symptome und Diagnose. Gastro-intestinale Tumoren können entweder als Zufallsbefund bei symptomfreien Kindern oder aber nach einer akuten oberen Intestinalblutung und nach rezidivierenden, kolikartigen Bauchschmerzen als Zeichen der Intestinalobstruktion gefunden werden. Patienten mit lymphofollikulärer Hyperplasie des Duodenums können Zeichen eines Immundefektes aufweisen [3]. Schleimhautpigmentierungen im Lippensaum finden sich beim Peutz-Jegher-Syndrom, Dermoidzysten, Fibrome und Osteome beim Gardner-Syndrom. Durchfälle mit Eiweißverlust in Zusammenhang mit Alopezie, Nageldystrophie und Hyperpigmentierung der Haut sind verdächtig auf das Vorliegen eines Cronkhite-Canada-Syndroms. Da gerade die Erkrankungen mit generalisierter Beteiligung des Intestinaltraktes als dominant erbliche Erkrankungen auftreten, ist eine sorgfältige Familienanamnese mit anschließender Untersuchung übriger Familienmitglieder erforderlich.

Endoskopischer Befund

Solitäre Läsionen. Die obere Intestinoskopie zeigt die Tumoren als polypoide Läsionen, die der Schleimhaut entweder gestielt oder breitbasig aufsitzen. Die noduläre lymphatische Hyperplasie imponiert mehr als eine knotige Verdickung der Schleimhaut, die sich über dem Tumor gut verschieben läßt. Entzündliche Polypen weisen oft Schleimhautdefekte im Sinne von Nekrosen auf ihrer Kuppe auf.

Generalisierte Formen. Generalisierte Formen der benignen Tumoren im oberen Intestinaltrakt von Kindern werden bei der juvenilen gastro-intestinalen Polyposis beobachtet. Der obere Intestinaltrakt kann dabei ebenso wie das Kolon mit den meist gestielten Polypen so übersät sein, daß keine normale Schleimhautstruktur mehr zu beobachten ist. Bei Kindern mit Polyposis coli können polypoide Läsionen des Duodenums und Ileums auftreten [28]. Bei einer eigenen Beobachtung konnten diese histologisch allerdings nicht als Adenome, sondern als lymphatische Hyperplasie klassifiziert werden (vgl. [103] Tafel I.10).

Differentialdiagnose. Die Diagnose dieser Krankheitsbilder ergibt sich nur aus der Kombination der Familienanamnese, der klinischen Symptome, der röntgenologischen und endoskopisch-bioptischen Befunde. Die endgültige Diagnose ist dann oft schwierig, wenn sich histologisch durch die Verwendung der kleinen Biopsiezangen keine eindeutige Differenzierung zwischen Adenomen, Hamartomen oder Retentionspolypen treffen läßt. Die Polypen sollten daher wenn möglich mit Hilfe der Polypektomieschlinge abgetragen werden.

Tabelle 3.5. Benigne Tumoren des oberen Gastrointestinaltraktes im Kindesalter

Art	Histologie	Maligne Entartung	Diagnose	Vorkommen
1. Hamartome	*Schleimhaut:* Zystisch erweitertes Drüsenepithel Struma: Entzündungs- zellen Muskulatur: ∅	∅	Röntgen + Endoskopie + Biopsie	Magen
	Muscularis mucosae „Peutz-Jeghers-Polyp"	2%	Röntgen + Endoskopie + Biopsie	Magen Dünndarm Dickdarm
2. Hyperplastische Polypen	Polypöse Schleimhaut- hyperplasie	∅	Röntgen + Endoskopie + Biopsie	Ösophagus Magen Duodenum
3. Entzündliche Polypen	Entzündlich aufgefaltete Schleimhautareale		Röntgen + Endoskopie + Biopsie	Ösophagus Magen Duodenum
Lymphoide Hyperplasie	Lymphoide Hyperplasie		Endoskopie + Biopsie + Röntgen	Magen Duodenum
4. Neoplastische Polypen (Gardner-Syndrom)	Adenomatöser Polyp Villöser Polyp	+	Röntgen + Endoskopie + Biopsie	Magen Duodenum
5. Karzinoid	Solide Epithelstränge, infiltrierend	(+)	Operation + Histologie	Appendix
6. Teratom	Mischgeschwulst	+	Röntgen + Biopsie	Magen
7. Leiomyom	Glatte Muskulatur		Röntgen + Biopsie	Magen
8. Hämangiom	Kapilläre oder kavernöse Gefäße		Endoskopie? Angiographie Operation	Dünndarm
9. Neurofibrom	Schwann-Zellen Gitterfasern Kollagene Fasern		Röntgen + Biopsie	Dünndarm

Maligne Tumoren des oberen Intestinal- traktes

Definition und Vorkommen. Ebenso wie die benignen, so zählen auch die malignen Tumoren des oberen Intestinaltraktes bei Kindern zu den seltenen Ausnahmen [66]. Eine vergleichende Zusammenstellung der bei Patienten unter 20 Jahren und bei Er- wachsenen gefundenen malignen Tumoren aus einem Patientengut von insgesamt 14 829 Patienten, die in den Jahren 1970– 1976 an der Abteilung für Gastroentero- gie und Hepatologie und an der Kinderkli- nik der Medizinischen Hochschule Hanno- ver untersucht wurden, gibt die Tabel- le 3.6. Trotz der Seltenheit von malignen Tumoren des oberen Intestinaltraktes bei

49

Tafel I. Endoskopische Befunde im proximalen Intestinum

Abb. 1. *Akute Erosionen des Magens.* Die Magenschleimhaut (Blick auf die große Kurvatur) ist von teilweise konfluierenden, flachen Schleimhautdefekten diffus verändert. Neben den frischen, blutenden Läsionen sind ältere, mit Hämatin bedeckte Schleimhautdefekte zu erkennen. Dieser diffuse Befall des Magens mit akuten hämorrhagischen Erosionen wurde zum Ausgangspunkt einer schweren Magenblutung bei einem Neugeborenen mit Sepsis und Azidose (Patient Sch., Alter: 3 Tage)

Abb. 2. *Akute, lineare Ulzeration.* Im Antrum ist in der Schleimhaut eine ovale, etwa 2 mm lange Ulzeration zu erkennen, die von gelblichem Schorf bedeckt ist. Am unteren Ulkusrand ist eine Blutspur als Ausdruck der frischen Blutung zu erkennen (Patient H., Alter: 7 Monate, Grunderkrankung: Angeborene Duodenalstenose bei Morbus Down)

Abb. 3. *Ulcus duodeni.* Florides Stadium eines Ulcus duodeni an der Bulbusvorderwand. Das Ulkus ist unregelmäßig begrenzt, es liegt wie ausgestanzt in der Schleimhaut. Der Ulkusrand ist ödematös verdickt (Patient R., 9 Jahre, Ulcus duodeni unter Decortin-Aspirin-Therapie bei juveniler rheumatoiden Arthritis)

Abb. 4. *Linear abheilendes Ulcus ventriculi* im Antrumbereich. Das Ulkus ist linear, mit dünnem, weißlichem Fibrinbelag. Ein Oedem der Randzone ist nicht mehr zu erkennen. Aus der Umgebung strahlen Schleimhautfalten sternförmig auf das Ulkus zu (Patient D., Alter: 3 Jahre)

Abb. 5. *Morbus Crohn im oberen Intestinaltrakt.* Im Ösophagus ist die normale Schleimhautstruktur im Übergang zwischen mittlerem und unterem Drittel nicht mehr zu erkennen. Die Schleimhaut weist neben pseudópolypösen Veränderungen lineare Ulzerationen in hämorrhagisch-entzündlich veränderter Schleimhaut auf. Distalwärts ist das Lumen stenotisch eingeengt (Patient D., Alter: 9 Jahre, Morbus Crohn)

Tabelle 3.6. Endoskopisch-bioptisch gesicherte maligne Tumoren des oberen Intestinaltraktes bei Erwachsenen und bei Jugendlichen unter 20 Jahren

Art	Erwachsene $n=14629$	Jugendliche $n=200$
Magen-Karzinom + Metastasen	521	4
Ösophagus-Karzinom	184	./.
Malignes Lymphom	45	./.
Früh-Karzinom	44	./.
Duodenal-Karzinom	16	./.
Magen-Karzinoid	2	./.

Zahl der oberen Intestinoskopien:	14829
Zahl der Malignome:	812

Kindern sollte man bei atypischen Röntgen- oder Endoskopie-Befunden an die Möglichkeit eines Malignoms denken und mit entsprechend großer Zahl genügend großer Biopsien eine histologische Klärung zu erreichen suchen.

Symptome. Charakteristische Symptome eines malignen Tumors des oberen Intestinaltraktes gibt es auch für das Kindesalter nicht [66, 67]. Neben allgemeinen Symptomen wie Fieber, Gewichtsstillstand oder -abnahme und Anämie, können unspezifische Oberbauchbeschwerden oder aber auch Erbrechen und obere Intestinalblutung auftreten [60]. Bei einigen Kindern lassen sich Tumormassen im Bauchraum tasten [67].

Tafel I. Endoskopische Befunde im proximalen Intestinum

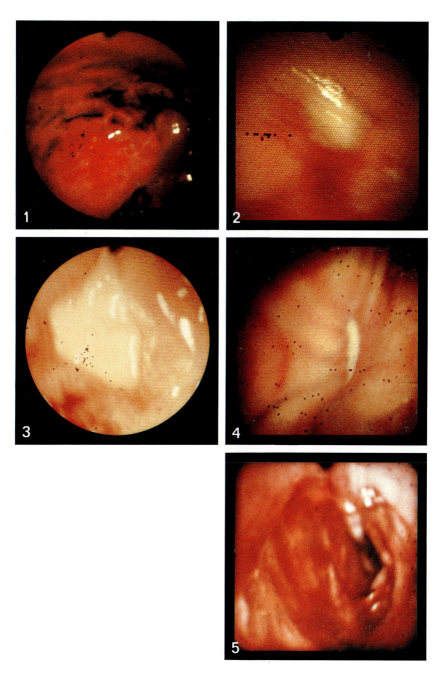

Abb. 1–5. Legenden s. S. 50 oben

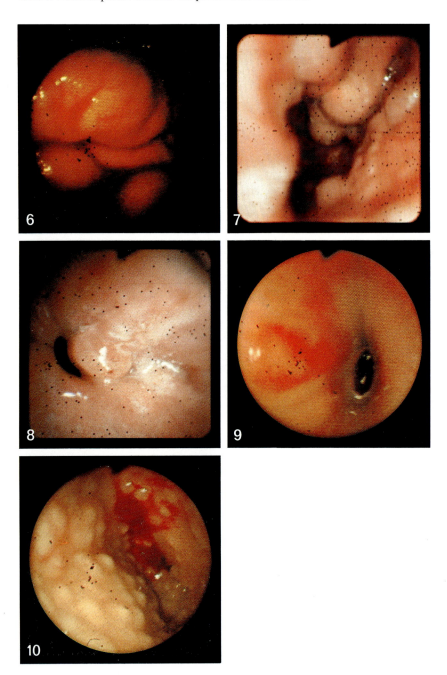

Abb. 6–10. Legenden s. S. 53 oben

Abb. 6. *Varix-Konvolute im Ösophagus.* Im distalen Ösophagusdrittel ist die Schleimhaut durch weißlich blasse, unregelmäßig strukturierte Schleimhautpolster verändert. Zwischen diesen Schleimhautpolstern fließt frisches Blut (Patient Sch., Alter: 15 Jahre, Ösophagusvarizenblutung bei portaler Hypertension auf dem Boden einer Leberzirrhose)

Abb. 7. *Perlschnurartig angeordnete Varixstränge.* Das Ösophaguslumen ist durch perlschnurartig angeordnete Varixknoten, die längs in der Schleimhaut verlaufend angeordnet sind, eingeengt. Die Farbe der Varizen ist ebenfalls weißlich (Patient L., Alter: 17 Jahre, portale Hypertension bei biliärer Leberzirrhose bei Mukoviszidose)

Abb. 8. *Benigner Tumor* des oberen Intestinaltraktes. Unmittelbar in der Kardia gelegen, findet sich eine polypöse Schleimhautveränderung, die das Lumen der Kardiaöffnung teilweise verlegt. Palpatorisch handelte es sich um eine derbe Resistenz, die beim Pressen keinerlei Änderung des Füllungszustandes erkennen ließ. Histologisch fand sich ein hyperplastischer Polyp (Patient K., 14 Jahre, Zustand nach oberer Intestinalblutung aus hyperplasiogenem Polypen)

Abb. 9. *Säuren-Laugenverätzung des Ösophagus.* In Höhe der mittleren, physiologischen Ösophagusenge (Bifurkation) findet sich ein längsoval angeordneter, fleckförmiger Schleimhautdefekt mit Rötung, der in der Mitte bereits wieder abblaßt. Die gesamte Zirkumferenz des Ösophaguslumens ist nicht betroffen (Patient K., Alter: 2 Jahre, Ingestion von Metallsilikat, Befund nach zehntägiger Behandlung)

Abb. 10. *Lymphoide follikuläre Hyperplasie des Duodenum.* Die Schleimhaut des Bulbus duodeni ist diffus von kleinen, warzenförmigen Erhebungen durchsetzt, die nach der Biopsie erheblich bluten (Patient D., Alter: 3 Jahre, Zufallsbefund bei Kontrolluntersuchung nach Blutung aus Ulcus ventriculi, gleicher Patient wie in Abb. 1.4)

Diagnose. Die allgemeine pädiatrisch-internistische Diagnostik muß der röntgenologischen und sonographischen Untersuchung vorausgehen [43, 66, 104]. Die Endoskopie hat die Aufgabe, vor einer in jedem Fall erforderlichen Operation durch Kenntnis der makroskopischen und mikroskopischen Morphologie des Tumors eine Diagnose zu ermöglichen, die dann entscheidend Vorbehandlung, Operationstechnik und Nachbehandlung beeinflußt.

Endoskopischer Befund. Primär von der Schleimhaut ausgehende Tumoren des oberen Intestinaltraktes präsentieren sich endoskopisch entweder als Schleimhautinfiltrate, polypoide Läsionen oder Ulkus [50]. Das gleiche makroskopische Erscheinungsbild können offensichtlich auch maligne Lymphome zeigen, die, primär von der Lamina propria ausgehend, bis in die Mukosa und Serosa reichen können [60, 66]. Die Lokalisation der Lymphome in der Submukosa kann dazu führen, daß mit der einfachen Schleimhautbiopsie, besonders wenn kleine Biopsiezangen mit einem Durchmesser unter 2,8 mm benutzt werden, falsch negative histologische Ergebnisse erzielt werden. Polypoide Läsionen des oberen Gastrointestinaltraktes sollten daher auch im Kindesalter mit Polypektomieschlingen abgetragen werden.

Vom Retroperitoneum ausgehende solide Tumoren können entweder infiltrierend oder komprimierend den Darm umwachsen. Bei diesen Tumoren ist endoskopisch lediglich ein Kompressionsinfekt nachzuweisen. Nur bei Penetration oder gleichzeitig bestehender Metastasierung kann ein histologischer Nachweis aus makroskopisch auffälliger Schleimhaut gewonnen werden.

Differentialdiagnose. Die endgültige Klärung eines Tumors im oberen Gastro-Intestinaltrakt kann nur mit der Kombination von Klinik, klinisch-chemischen Befunden, Röntgendiagnostik, Sonographie, Endoskopie, Biopsie und in vielen Fällen aber auch erst durch den Operationssitus mit der Operationshistologie erfolgen.

Literatur

1. Abrahamson J, Shandling B (1973) Intestinal hemangiomata in childhood and a syndrome for diagnosis: A Collective Review. J Pediatr Surg 8:487–495
2. Ackerman NB (1974) Duodenal duplication cysts. Diagnosis and operative management. Surgery 76:330–333
3. Ajdukiewicz B, Youngs GR, Bouchier JAD (1972) Nodular lymphoid hyperplasia with hypogammaglobulinaemia. Gut 13:589–595
4. Allen RG (1978) Tumor masses of the newborn. Clin Perinatol 5:115–134
5. Ament ME, Christie DL (1977) Upper gastrointestinal fiberoptic endoscopy in pediatric patients. Gastroenterology 72:1244–1248
6. Arnold R (1978) Epidemiologie und Genetik der Ulcus-Krankheit. In: Blum AI, Siewert JF (Hrsg) Ulcustherapie. Ulcus ventriculi und duodeni: Konservative und operative Therapie. Springer, Berlin Heidelberg New York
7. Asch MJ, Liebmann W, Lachmann RS, Moore TC (1974) Esophageal achalasia: Diagnosis and cardiomyotomy in a newborn. J Pediat Surg 9:911–912
8. Astley R, Carré IJ (1954) Gastroesophageal incompetence in children. Radiology 62:351–361
9. Baraka A, Bikhazi G (1975) Oesophageal foreign bodies. Br Med J 1 (5957):561–563
10. Bedard P, Girvan DP, Shandling B (1974) Congenital H-type tracheoesosphageal fistula. J Pediatr Surg 9:663–668
11. Bell MJ, Ternberg JL, McAlister W, Keating JP, Tedesco FJ (1977) Antral diaphragm – a cause of gastric outlet obstruction in infants and children. J Pediatr 90:196–202
12. Bell MJ, Ternberg JL, Keating JP, Moedjona S, McAlister W, Shackelford GD (1978) Prepyloric gastric antral web: A puzzling epidemic. J Pediatr Surg 13:307–313
13. Bender StW (1977) Crohn disease in children. Initial symptomatology. Acta Paediatr Belg 30:193
14. Blatnik DS, Toohill RJ, Lehman RH (1977) Fatal complication from an alkaline battery. Foreign body in the esophagus. Ann Otol Rhinol Laryngol 86:611–615
15. Botha GSM (1958) The gastroesophageal region of infants. Arch Dis Child 33:78–94
16. Burdelski M, Huchzermeyer H (1978) Endoskopische Befunde bei intestinaler Massenblutung im Kindesalter. Monatsschr Kinderheilkd 126:333–334
17. Burdelski M, Huchzermeyer H (1979) Origin and endoscopic features of peptic lesions in different age groups. Acta Paediatr Belg 32:154
18. Cadranel S, Rodesch P, Peeters JP, Cremer M (1977) Fiberendoscopy of the gastrointestinal tract in children. Am J Dis Child 131:41–45
19. Cadranel S, Rodesch P, Peeters JP, Cremer M, Cremer N (1977) Fiberendoscopic monotorised dilation of oesophageal strictures in children. Endoscopy 9:127–130
20. Carré IJ (1959) The natural history of the partial thoracic stomach (hiatus hernia) in children. Arch Dis Child 34:344–353
21. Chevrel JP, Gouffier E, Boddaert A, Gueraud JP (1974) 2 Cases of small intestine angiomatosis. Value of peroperative jejuno-ileoscopy. Chirurgie 100:412–421

22. Cox K, Ament ME (1979) Upper gastro-intestinal bleeding in children and adolescents. Pediatrics 63:408–413

23. Curci MR, Little K, Sieber WK, Kiesewetter WB (1976) Peptic ulcer disease in childhood reexamined. J Pediatr Surg 11:329–335

24. Danzi JT, Farmer RG, Sullivan BH, Rankin GB (1976) Endoscopic features of gastroduodenal Crohn's Disease. Gastroenterology 70:9–13

25. Darling DB, Fisher JH, Gellis SS (1974) Hiatal hernia and gastroesophageal reflux in infants and children: Analysis of the incidence in north american children. Pediatrics 54:450–455

26. Deckelbaum RJ, Roy CC, Lussier-Lazaroff J, Morin CL (1974) Peptic ulcer disease: a clinical study in 73 children. Can Med Assoc J 111:225–228

27. Demling L, Ottenjann R, Elster K (1972) Endoskopie und Biopsie der Speiseröhre und des Magens, Ein Farbatlas. Schattauer, Stuttgart New York

28. Denzler TB, Harned RK, Pergam CJ (1979) Gastric polyps in familial polyposis coli. Radiology 130:63–66

29. Deyhle P, Kobler E, Nüesch HJ (1977) Gastrointestinale Notfallendoskopie. Langenbecks Arch Chir 345:(Kongreßbericht)

30. Dodge JA (1975) Infantile hypertrophic pyloric stenosis in Belfast 1957–1969. Arch Dis Child 50:171–178

31. Eaton H (1972) Achalasia of the cardia in a three-months old infant treated successfully by a modified Heller's operation. Aust NZJ Surg 41:240–244

32. Elder JB (1970) Achalasia of the cardia in childhood. Digestion 3:90–96

33. Euler AR, Ament ME (1976) Gastroesophageal reflux in children: clinical manifestations, diagnosis, pathophysiology, and therapy. Pediatr Ann 5:678–689

34. Euler AR, Ament ME (1977) Value of esophageal manometric studies in the gastroesophageal reflux of infancy. Pediatrics 59:58–61

35. Euler AR, Ament ME (1977) Detection of gastroesophageal reflux in the pediatric-age patient by esophageal intraluminal ph probe measurement (Tuttle test). Pediatrics 60:65–68

36. Farman J, Faegenburg D, Dallemand S, Chen CK (1975) Crohn's Disease of the Stomach: The Ram's Horn Sign. AJR Radium Ther Nucl Med 123:242–251

37. Felsher BF, Carpio NM, Woolley MM, Asch MJ (1974) Hepatic bilirubin glucuronidation in neonates with unconjugated hyperbilirubinaemia and congenital gastrointestinal obstruction. J Lab Clin Med 83:90–96

38. Ferguson F (1971) Esophageal dysfunction and other swallowing difficulties in early life. Ann Otol Rhinol Laryngol 80:1–8

39. Forget PP, Meradji M (1976) Contribution of fibreoptic endoscopy to diagnosis and management of children with gastroesophageal reflux. Arch Dis Child 51:60–66

40. Franken EA Jr (1975) Gastrointestinal radiology in pediatrics Harper and Row. Hagerstown

41. Freise J, Hofmann R, Gebel M, Huchzermeyer H (1979) Follow-up study of chronic gastric erosions. Endoscopy 1:13–17

42. Friedland GW, Dodds WJ, Sunshine P, Zboralski FF (1974) The apparent disparity in incidence of hiatal hernia in infants and children in Britain and the United States. AJR 120:305–314

43. Gebel M, Huchzermeyer H (1979) Die Sonografie in der Diagnostik des Cholestase-Syndroms im Kindesalter. Leber Magen Darm 9:65–72

44. Gilat T, Rozen P (1975) Fiberoptic endoscopic diagnosis and treatment of a congenital esophageal diaphragm. Am J Dig Dis 20:781–785

45. Grosfeld JL, Shipley F, Fitzgerald JF, Ballantine ThVN (1978) Acute peptic ulcer in infancy and childhood. Am Surg 44:13–19

46. Grüttner R (1976) Diagnostik und Behandlung des rezidivierenden Erbrechens. Monatsschr Kinderheilkd 124:328–330

47. Gryboski JD, Thayer WR, Spiro HM (1963) Esophageal motility in infants and children. Pediatrics 31:382–395

48. Gryboski JD (1965) The swallowing mechanism of the neonate. I. Esophageal and gastric motility. Pediatrics 35:445–452

49. Gryboski JD (1969) Suck and swallow in the premature infant. Pediatrics 43:96–102

50. Hafter E (1978) Praktische Gastroenterologie, 6. Aufl. Thieme, Stuttgart

51. Hecker WCh, Engert J, Zimmermann FA, Kratzer M, Kolbinger RH (1976) Portale Hypertension im Kindesalter. Chirurg 47:271–275

52. Helmer F, Krejci A, Krepler P (1975) Kongenitale Oesophagusstenose. Z Kinderchir 17:321–326

53. Höllwarth M, Sauer H (1975) Speiseröhrenverätzungen im Kindesalter. Z Kinderchir 16:1–11

54. Holder TM, Ashcraft KW (1979) Esophageal atresia and tracheoesophageal fistula. Ann Thorac Surg 9:445–467

55. Höpner F (1978) Die Endoskopie des Verdauungstraktes im Kindesalter. Pädiatr Fortbildk Prax 46:96–103

56. Huchzermeyer H, Paul F, Seifert E, Fröhlich H, Rasmussen ChW (1976) Endoscopic results in five patients with Crohn's Disease of the esophagus. Endoscopy 8:75–81

57. Huchzermeyer H, Burdelski M (1978) Notfallendoskopie bei oberer Intestinalblutung im Kindesalter. akt gastrologie 7:115–120

58. Huchzermeyer H, Burdelski M, Hruby M (1979) Endoscopic therapy of a congenital esophageal stricture. Endoscopy 4:259–262

59. Joseph R, Job JL (1963) Dysautonomie familiale et megaoesophage. Arch Fr Paediatr 20:25–33

60. Keiner F, Leder LD (1978) Lymphoblastisches Lymphosarkom des Magens. Med Klin 73:664–667

61. Keitel HG, Ziegra SR (1961) Regurgitation in the full-term infant: a controlled clinical study. Am J Dis Child 102:749

62. Keramidas DL (1974) Congenital incomplete prepyloric diaphragm in infants and children. Surgery 75:690–694

63. Koch A, Ellers J, Krtsch H, Siewert R (1976) Spätergebnisse nach operierter Oesophagusatresie: Z Kinderchir 18:32–44

64. Krause D, Müller K-H (1977) Die Schlingenbiopsie als Hilfsmittel zur Differentialdiagnose maligner Magenlymphome. Leber Magen Darm 7:379–382

65. Lamiell JM, Weyandt TB (1978) Mallory-Weiss Syndrome in two children. J Pediatr 92:583–584

66. Landbeck G (1979) Zur Organisation einer optimalen Versorgung krebskranker Kinder in der Bundesrepublik Deutschland. Klin Paediatr 91:107–113

67. Lane DM, Lonsdale D (1973) Tumors of the gastrointestinal tract. In: Sutow WW, Vietti TJ, Fernbach DJ (ed). Clinical pediatric oncology. Mosby, S. Louis

68. Lavelle MJ, Venables CW, Douglas AP, Thompson MH, Owen JP, Hacking PM (1977) A comparitive study of double contrast and single contrast barium meals with endoscopic arbitration in the diagnosis of peptic ulcer. Clin Radiol 28:625–627

69. Liebman WM, Samloff JM (1973) Congenital membranous stenosis of the midesophagus. A case report and literature survey. Clin Pediatr 12:660–662

70. Liebman WM (1977) Fiberoptic endoscopy of the gastrointestinaltract in infants and children. 1. Upper Endoscopy in 53 Children. Am J Gastroenterol 68:362–366

71. Liebman WM, Thaler MM, Bujanover Y (1978) Endoscopic evaluation of upper gastrointestinal bleeding in the newborn. Am J Gastroenterol 69:607–608

72. London FA, Raab DE, Fuller J, Olsen AM (1977) Achalasia in three siblings. Mayo Clin Proc 52:97–100

73. Lorenz W, Reimann HJ, Fischer M (1978) Pathogenese der akuten gastroduodenalen Läsion. In: Blum AL, Siewert JR (Hrsg) Ulcustherapie. Ulcus ventriculi und duodeni: Konservative und operative Therapie. Springer, Berlin Heidelberg New York

74. Magilner AD, Isard AJ (1971) Achalasia of the esophagus in infancy. Radiology 98:81–82

75. Manegold BC, Brands W, Dietzel W, Waag KL (1978) Operative Endoskopie am Verdauungstrakt im Kindesalter. Paediatr Fortbildk Prax 46:104–116

76. Medrano J (1976) Störungen der Duodenalpassage beim Neugeborenen. Z Kinderchir 18:348–357

77. Meradji M (1975) Diagnosis and preoperative treatment of oesophageal atresia. Z Kinderchir 17:(Suppl) 14–15

56

78. von Mühlendahl KE, Oberdisse U, Krienke EG (1978) Local injuries by accidental ingestion of corrosive substances by children. Arch Toxicol 39:299–314

79. Neuhauser EBD, Berenberg W (1947) Cardio-esophageal relaxation as a cause of vomiting in infants. Radiology 48:480

80. Otto HF, Gebbers JO (1976) Polypöse Dickdarmläsionen im Kindesalter. Z Kinderchir 18:357–373

81. Paquet K-J, Harler B (1977) Die Therapie der akuten und drohenden Oesophagusvarizenblutung durch Wandsklerosierung der Speiseröhre im Kindesalter. Monatsschr Kinderheilkd 125:538–539

82. Posselt HG, Strobel St, Bender SW (1976) Gastrointestinale Blutungen im Kindesalter. Medizin 4:1661–1671

83. Puri P (1975) Children with duodenal ulcers and their families. Arch Dis Child 50:485–486

84. Robb JDA, Thomas PS, Orszulok J, Odling-Smee GW (1972) Duodenal ulcer in children. Arch Dis Child 47:688–696

85. Rosetti M, Siewert R (1976) Oesophagusdivertikel. In: Funktionsstörungen der Speiseröhre, Pathophysiologie, Diagnostik, Therapie. Springer, Berlin Heidelberg New York

86. Roy CC, Silverman A, Cozetto FJ (1975) Pediatric clinical gastroenterology, 2nd ed. Mosby, St. Louis

87. Schärli A, Sieber WK, Kiesewetter WB (1969) Hypertrophic pyloric stenosis at the Children's Hospital of Pittsburgh from 1912 to 1967. A critical review of current problems and complications. J Pediatr Surg 4:108–114

88. Seagram CGF, Couch RE, Stephens CA, Westworth D (1968) Meckel's Diverticulum: A ten years review of 218 cases. Can J Surg 11:369–373

89. Shamma'a MH, Benedict EB (1958) Oesophageal Webs. A report of 58 cases and an attempt at Classification. N Engl J Med 259:378–384

90. Shmerling DH (1976) Funktionsstörungen der Speiseröhre im Kindesalter. In: Siewert R, Blum AL, Waldeck F (Hrsg) Funktionsstörungen der Speiseröhre. Pathophysiologie, Diagnostik, Therapie. Springer, Berlin Heidelberg New York

91. Siewert R (1974) Der Endobrachyoesophagus (Barrett-Syndrom). Chirurg 45:245–252

92. Singleton EB, Wagner ML, Dutton RV (1977) Radiology of the alimentary tract in infants and children, 2nd ed. Saunders, Philadelphia London Toronto

93. Sorsdahl OA, Gay BB Jr (1965) Achalasia of the esophagus in childhood. Am J Dis Child 109:141–146

94. Tachovski TJ, Lynn HB, Ellis EH (1968) The surgical approach to esophageal achalasia in children. J Pediatr Surg 3:226–231

95. Taneja A, Metra SK, Moghe PD, Samanta N, Lata Kumar (1979) Budd-Chiari syndrome in childhood secondary to inferior Vena caval obstruction. Pediatrics 63:809–811

96. Tedesco FJ, Morton WJ (1975) Lower esophageal webs. Dig Dis 20:381–383

97. Tedesco FJ, Goldstein PD, Gleason WA, Keating JP (1976) Upper gastrointestinal endoscopy in the pediatric patient. Gastroenterology 70:492–494

98. Teschke R, Berges W, Borchard F, Gottesbüren H, Miller B, Strohmeyer G, Wienbeck M (1976) Lower oesophageal web successfully treated by endoscopy. Endoscopy 8:160–164

99. Töndury G (1975) Embryology of oesophageal atresia. Z Kinderchir 17 (Suppl):6–10

100. Touloukian RJ (1978) Intestinal Atresia. Clin Perinatol 5:3–18

101. Tudor RB (1972) Gastric and duodenal ulcers in children. Gastroenterology 62:823

102. Valerio D, Jones PF, Stewart AM (1977) Congenital oesophageal stenosis. Arch Dis Child 52:414–416

103. Watanabe H, Enjoji M, Yar T, Ohsato K (1978) Gastric lesions in familial adenomatosis coli. Their incidence and histological analysis. Hum Pathol 9:269–283

104. Weitzel D (1975) Die Bedeutung des Ultraschall-Schnittbildverfahrens für die Abdominal-Diagnostik im Kindesalter. Monatsschr Kinderheilkd 123:487–488

105. Welsh IJ, Welsh LW (1978) Endoscopic examination of corrosive injuries of the upper gastrointestinal tract. Laryngoscope 88:1300–1309

106. White AF, Ok KS, Weber AL, James AE (1973) Radiologic manifestations of Meckel's diverticulum. Am J Roentgenol Radium Ther Nucl Med 118:86–94

107. Wienbeck M (1976) Achalasie. In: Siewert R, Blum AL, Waldeck F (Hrsg) Funktionsstörungen der Speiseröhre. Pathophysiologie, Diagnostik, Therapie. Springer, Berlin Heidelberg New York

108. Willich E (1971) The function of the cardia in childhood. Prog Pediatr Surg 3:141–167

109. Willich E (1973) Achalasia of the cardia in children. Pediatr Radiol 1:229–236

4 Endoskopie des Gallen- und Pankreasgangsystems (ERCP)

Zur Diagnostik bilio-pankreatischer Erkrankungen steht uns ein großes Spektrum von bildgebenden Verfahren zur Verfügung (Tabelle 4.1), die in ihrer Aussagekraft variieren. Die Wahl des entsprechenden Verfahrens sollte dabei nicht nur von seiner Wertigkeit, sondern auch von der Erfahrung des Untersuchers sowie von den vorhandenen technischen Einrichtungen abhängig gemacht werden. Darüber hinaus gilt es besonders im Kindesalter, möglichst nicht-invasive Verfahren anzuwenden, dabei aber Strahlenbelastungen zu vermeiden oder minimal zu halten.

Die Methode der Wahl ist die Sonographie, die obligat am Beginn jeder Untersuchung stehen sollte. Mit ihr lassen sich mit großer Sicherheit Erkrankungen der Leber, des Gallensystems, des Pankreas und ihrer Nachbarorgane feststellen. Selbst wenn sie noch nicht zur Enddiagnose führt, können in der Regel die nachfolgenden Verfahren gezielter eingesetzt werden. Beim Pankreas ist dies praktisch nur die endoskopische retrograde Cholangio-Pankreatographie (ERCP), in Einzelfällen wird man auch von der Computer-Tomographie und letztlich auch von der intraoperativen Pankreatikographie Gebrauch machen müssen.

Eine Darstellung der Gallenwege wird zunächst mit der Ausscheidungscholegraphie angestrebt. Ist von ihr kein verwertbares Ergebnis zu erwarten oder liefert sie unzureichende oder negative Befunde, lassen sich die Gallenwege antegrad und retrograd mit Hilfe direkter Cholangiographieverfahren darstellen, von denen im Erwachsenenalter die ERCP und die perkutane transhepatische Feinnadelcholangio-

graphie (PTC) die größte Bedeutung haben. Gerade die Kombination von Endoskopie und retrograder Cholangio-Pankreatographie hat, seit Ende der 60er Jahre von japanischen Firmen serienreife Duodenoskope auf den Markt gebracht wurden, in wenigen Jahren eine stürmische Entwicklung erfahren und sich weltweit in gastroenterologischen Zentren als Routinemethode durchsetzen können. Im Kindesalter sind allerdings mit diesen Verfahren die Erfahrungen zur Zeit noch gering, hier wurde bisher der intraoperativen Cholangiographie der Vorzug gegeben [20, 21, 52, 67, 75, 77]. Die eigenen Erfahrungen basieren auf den Ergebnissen der Untersuchungen von 24 Kindern und Jugendlichen im Alter zwischen 6 Wochen bis 14 Jahren ($n = 12$) und 14–18 Jahren ($n = 12$).

4.1 Geräte für die ERCP

Zur Inspektion des postbulbären Duodenums und zur Intubation der Papilla Vateri sind aufgrund der anatomischen Verhältnisse am besten spezielle Seitblickinstrumente geeignet, deren kurze Spitze in zwei Ebenen beweglich ist und deren Seitblickoptik durch eine automatische Spül- und Absaugvorrichtung gesäubert werden kann (Tabelle 4.2). Durch den Instrumentierkanal lassen sich Katheter, Biopsiezangen und Sonden einführen und mit Hilfe eines Hebels in der Gerätespitze in die gewünschte Richtung dirigieren. Als Katheter werden Teflonkatheter mit einem Durchmesser von 1,7 mm benutzt, deren Spitze mit einer Maßeinteilung versehen ist. Um eine blasenfreie Kontrastmittelin-

Tabelle 4.1. Bildgebende Untersuchungsverfahren bei bilio-pankreatischen Erkrankungen

1. Sonographie
2. Indirekte (Ausscheidungs-) Cholegraphie
   a) orale Cholezystographie
   b) intravenöse Cholezysto-Cholangiographie
   c) Infusionscholangiographie
3. Direkte Cholegraphie und Pankreatikographie
   a) Endoskopische retrograde Cholangio-Pankreatographie
   b) Perkutane transhepatische Feinnadelcholangiographie
   c) Laparoskopische transhepatische Cholangiographie oder Cholezysto-Cholangiographie
   d) Perkutane transjugulare (transvenöse) Cholangiographie
   e) Intraoperative Cholangiographie und Pankreatikographie
4. Hepatobiliäre Sequenz-Szintigraphie
5. Computertomographie
6. Ergänzende Verfahren
   a) Abdomenübersichtsaufnahme, MDP, hypotone Duodenographie
   b) Angiographische Methoden

Tabelle 4.2. Technische Daten von derzeit zur ERCP verwendeten Instrumenten

	Olympus JF-B2 (Seitblick)	Fujinon/C DUO-X (Seitblick)	AcMI TX-6 (Seitblick)
Gesamtlänge (mm)	1520	1500	1510
Arbeitslänge (mm)	1370	1340	1200
Durchmesser des flexiblen Teils (mm)	10,0	11	10,0
Starres Spitzenteil			
a) Länge (mm)	17,0	17	17,0
b) Durchmesser (mm)	10,0	17	10,0
Abwinkelbarkeit der Spitze °			
a) nach oben	120°	120	140°
b) nach unten	120°	120	140°
c) nach rechts	90°	90	110°
d) nach links	90°	90	110°
Blickwinkel	65°		65°
Tiefenschärfe (mm)	5–60	2–80	5–80
Abwinkelbarkeit der Zange	30–85°	bis 85°	bis 90°

jektion zu garantieren, sollte der Katheter bereits vor dem Einführen mit Kontrastmittel gefüllt werden. Als Kontrastmittel haben sich Conray oder Urografin (30% und 60%) bewährt. Für die Röntgenuntersuchung wird ein Gerät mit Bildverstärker und Zieleinrichtung benötigt.

4.2 Untersuchungstechnik

4.2.1 Prämedikation, Nachsorge

Bis zum Alter von 10–12 Jahren empfiehlt es sich, die ERCP in Intubationsnarkose durchzuführen, ältere Kinder können nach vorheriger Gabe von Atropin mit Valium oder Dolantin prämediziert werden. (Näheres zur Sedierung und Anästhesie s. Tabelle 2.3.) Die Untersuchung erfolgt beim stationären Patienten, da im Anschluß eine mindestens dreitägige Überwachung (Schmerzen, Amylase in Urin und Serum, Leukozyten) notwendig ist.

4.2.2 Technik

Das Duodenoskop wird bei Linksseiten- oder Bauchlage des Patienten bis in das Antrum vorgeschoben – dabei orientierende Inspektion des Magens, ohne allerdings zu viel Luft zu insufflieren. Nach Einstellen des Pylorus wird das Instrument ventral flexiert und in den Bulbus eingeführt. Durch Rechtsdrehen und weiteres Vorschieben gelangt man schließlich in die Pars descendens duodeni. Hier findet sich in der Regel in der proximalen Hälfte an der kleinen Kurvatur die Papille, die häufig durch eine von distal auf sie zulaufende longitudinale Schleimhautfalte (plica longitudinalis) markiert ist. Die Papille selbst ist flach oder papillär mit einem zentral gelegenen Ostium, jedoch sind Lage und Form der Papille wie auch die Lage des Ostiums sehr variabel. In 20–50% wird oberhalb der Majorpapille noch eine Minorpapille gesehen (Mündung des Ductus Santorini), die sich aber nur selten sondieren läßt. Auch im Duodenum wird wenig Luft insuffliert, um die Peristaltik möglichst nicht anzuregen. Eine Ruhigstellung des Duodenums ist durch intravenöse Gabe von Buscopan oder Glukagon möglich (zur Dosierung s. Tabelle 2.3). Nach Einführen des Katheters (bei kleinem Ostium kann der Katheter häufig auch nur aufgesetzt werden) erfolgt die Instillation des Kontrastmittels unter Bildwandlerkontrolle, wobei bei horizontaler Sondierung bevorzugt der Ductus pancreaticus, bei einer Sondierung mehr von distal eher der Ductus choledochus gefüllt wird. Füllungs-, Prallfüllungs- und Entleerungsphasen werden in Übersichts- und Zielaufnah-

Tabelle 4.3. Indikationen zur ERCP

– Cholestase-Syndrom (kongenitale Gallengangsanomalien, Cholelithiasis, entzündliche und narbige Gallengangsobstruktion)
– Akut rezidivierende Pankreatitis, chronische Pankreatitis
– Verdacht auf Hämobilie oder Pankreasruptur (stumpfes Bauchtrauma)
– Verdacht auf Pankreasanomalie (Pancreas anulare)

men festgehalten. Besonderer Wert kann Spätaufnahmen (bis zu 30 min und mehr) zukommen, z. B. um kleine, auf Prallfüllungsaufnahmen leicht übersehbare Konkremente nachzuweisen oder um die Entleerungszeit zu bestimmen.

4.3 Indikationen, Komplikationen und technische Ergebnisse

Allgemein ist die Indikation zur Durchführung einer ERCP gegeben, wenn bei Verdacht auf eine Gallenwegs-Gallenblasenerkrankung oder Pankreaserkrankung Anamnese, klinische und klinisch-chemische Parameter, Sonographie, indirekte Cholegraphie (evtl. auch die hepato-biliäre Sequenzszintigraphie und die Computer-Tomographie) nicht zu einem eindeutigen Befund geführt haben (Tabelle 4.3).
Im besonderen stellt das *Cholestase-Syndrom* die Hauptindikation zur ERCP im Kindesalter dar. Ursächlich liegen im Säuglings- und Kindesalter meistens *angeborene Gallengangsanomalien* vor, beim Jugendlichen sind es wie im frühen Erwachsenenalter am häufigsten die *Cholelithiasis* und die *benignen, nicht steinbedingten Gallengangsobstruktionen* entzündlicher Genese. Hierzu zählen auch die sekundären Stenosierungen bei entzündlichen Pankreaserkrankungen mit und ohne Pseudozysten [20, 21, 52, 67, 75]. In endemischen Gebieten, wie in Südafrika, kann gelegentlich auch eine Cholestase durch Parasiten-

befall (Askariden) der Gallenwege eine Rolle spielen [66, 67].

Daß die ERCP nicht am Anfang, sondern am Ende der Diagnostik stehen soll, gilt besonders für ihren Einsatz in der Pankreasdiagnostik. Zwar läßt sich im Einzelfall hierdurch gelegentlich die Ursache der akut rezidivierenden Pankreatitis finden oder durch den Nachweis entsprechender Gangdeformierungen die Verdachtsdiagnose einer chronischen Pankreatitis bestätigen. Die ERCP ist in solchen Fällen aber nur dann angezeigt, wenn von der Gangdarstellung chirurgische Konsequenzen zu erwarten sind. Dies um so mehr, als – wie bereits ausgeführt – mit der Sonographie eine Methode vorhanden ist, die die akute Pankreatitis und ihre Komplikationen wie Zysten, Abszeß- oder Nekrosenbildung sicher nachzuweisen und in den meisten Fällen auch eine chronische Pankreatitis zu erfassen vermag.

In seltenen Fällen kann das Auftreten einer oberen Intestinalblutung nach einem stumpfen Bauchtrauma unter dem Verdacht einer Hämobilie oder einer Pankreasruptur die Indikation zur ERCP sein. Desgleichen stellt der Verdacht auf eine Pankreasanomalie eine weitere seltene Indikation dar. Hier kommt nur dem Pancreas anulare klinische Bedeutung zu, da es als einzige Anomalie Symptome verursacht. Eine ERCP im Kindesalter sollte nur von einem aus der Erwachsenenendoskopie her besonders erfahrenen Untersucher in Zusammenarbeit mit einem erfahrenen Pankreas- und Gallenwegschirurgen durchgeführt werden. Nur so lassen sich *Zwischenfälle* durch die Prämedikation, instrumentelle Organläsionen und Kontrastmittelzwischenfälle und nur so lassen sich *untersuchungstypische Komplikationen* vermeiden wie
- Infektionen bei hochgradigen Abflußhindernissen im Bereich des Gallen- oder Pankreasgangs
- Infektionen beim Füllen von Pankreaspseudozysten (obligater sonographischer Ausschluß vor der ERCP)

- Akute Pankreatitis als Folge eines Überspritzens des Pankreasgangs.

Daraus folgt – da man im Einzelfall nicht sicher voraussagen kann, welches Gangsystem sich füllt –, daß akute Pankreatitis, Pankreaspseudozysten und akute Cholangitis bei stenosierenden Prozessen die wichtigsten *Kontraindikationen* sind (Tabelle 4.4).

Tabelle 4.4. Kontraindikationen für die ERCP

- Akute Pankreatitis, Schub einer chronischen Pankreatitis
- Pankreaspseudozysten
- Akute Cholangitis
- Akute Virushepatitis, HB_s-Antigenämie (relativ)
- Kontraindikationen für die proximale Intestinoskopie

Nach einer akuten Pankreatitis oder einem Schub bei chronischer Pankreatitis sollte (bei sonographischer Verlaufskontrolle) frühestens nach vier Wochen eine ERCP zur Klärung der Abflußverhältnisse durchgeführt werden. Hat man den Verdacht auf eine solche Abflußbehinderung in einem der beiden Gangsysteme, so sollte prophylaktisch ein Breitbandantibiotikum gegeben und die Untersuchung unter Operationsbereitschaft durchgeführt werden, um beim Nachweis einer Obstruktion diese rasch operativ zu beseitigen.

Da z. Z. die Endoskope nur unzureichend sterilisiert werden können, sollte beim Vorliegen einer HB_s-Antigenämie wegen der möglichen Infektion anderer Patienten auf eine ERCP verzichtet werden.

Bei Beachten dieser Hinweise und der genannten Kontraindikationen dürfte im Kindesalter die *Komplikationsrate* niedrig sein. Bei der kleinen Zahl bisher untersuchter Kinder gibt es hierzu noch keine Zahlenangaben. Die einzige bekannt gewordene schwere Komplikation ist der letale Ausgang einer ERCP bei einem achtjährigen Mädchen durch eine akute Pankreas-nekrose bei Vorliegen einer chronisch ne-krotisierenden Pankreatitis mit Pseudozy-sten [52]. Allerdings stammt diese Kompli-kation aus der Anfangszeit der ERCP und wäre heute vermeidbar. Bei Erwachsenen betrug nach einer Sammelstatistik über 8960 Patienten von Demling [6] aus dem Jahre 1976 die durchschnittliche Kompli-kationsrate 1,85% und die Letalitätsrate 0,13%. Für die ERC lauten die entspre-chenden Zahlen 0,37%, davon 0,05% letal, für die ERP 2,08%, davon 0,13% letal. Die ERP ist somit risikoreicher als die ERC. Beide Methoden sind jedoch nicht streng voneinander zu trennen, da es nicht mög-lich ist, selektiv nur das eine oder das ande-re Gangsystem zu füllen.

Wegen der zahlenmäßig geringen Erfah-rung lassen sich im Augenblick auch noch keine Aussagen zur *Trefferquote* der ERCP im Kindesalter machen. Bei Kin-dern und Jugendlichen dürfte aber die Er-folgsquote mit der bei Erwachsenen ver-gleichbar sein. Hier gelingt aufgrund eige-ner Erfahrung (ab 1971 über 3000 ERCP), – vergleichbar mit den Literaturangaben – die Füllung eines oder beider Gangssyste-me durchschnittlich in 84% (die Zahlen va-riieren hier zwischen 62 und 97%). Beide Gänge werden dabei im Mittel in 38%, der Ductus choledochus in 57% und aufgrund der günstigeren anatomischen Verhältnisse der Ductus pancreaticus in 83% darge-stellt. Ein weiteres Kriterium für die Effizi-enz einer Methode ist die Angabe, wie häu-fig die Darstellung des von der Klinik ge-wünschten Gangsystems gelingt. Die Aus-wertung dieser Frage ergibt eine Kontra-stierung des Ductus choledochus durch-schnittlich in 63%, des Ductus pancreati-cus in 84%. Eine Füllung der Gallenblase im Rahmen der ERCP wird bei über der Hälfte des Untersuchten erreicht [19].

Bei Säuglingen dürfte es allerdings wegen des Durchmessers des Erwachsenen-Duo-denoskops schwierig sein, diese Ergebnisse zu erreichen. Gerade aber die neonatalen Cholestase-Syndrome sind ein dringlich zu

klärendes Problem. Zwar konnten wir bei einem sechs Wochen alten, 2750 g schwe-ren Frühgeborenen mit Icterus prolonga-tus und Verdacht auf Gallengangsatresie den Ductus pancreaticus darstellen, die notwendige Gallengangsfüllung mißlang aber [20, 21]. Die Entwicklung dünnerer Kinder-Duodenoskope würde hier zu einer Optimierung der Diagnostik beitragen (s. S. 67).

4.4 Normales Cholangio- und Pankreatogramm

Die Kenntnis des normalen Cholangio-und Pankreatogramms ist Voraussetzung für eine effiziente Diagnostik und Diffe-renzierung der verschiedenen Erkrankun-gen.

Die Anatomie des Gallenwegsystems ist von der Ausscheidungscholegraphie her geläufig. Die retrograde Cholangiographie stellt die intra- wie extrahepatischen Gal-lenwege besonders kontrastreich dar und gestattet so eine exakte radiologische Beur-teilung des gesamten Systems (Abb. 4.1). Dies gilt auch für die Beurteilung der Struktur und darüber hinaus auch der Funktion des distalen Ductus choledo-chus. Ductus choledochus und Ductus pancreaticus können getrennt (20–40%) oder gemeinsam (60–80%) ins Duodenum münden. Die Einmündung kann dabei V-förmig erfolgen oder aber beide Gänge weisen vor ihrer Mündungsstelle eine un-terschiedlich lange gemeinsame Endstre-ke (common channel) auf. Vor dem Zu-sammenfluß besitzt jeder Gang einen eige-nen Spinkter, der ihn getrennt verschlie-ßen, der aber auch isoliert gestört sein kann. Im Übergang zum Duodenum ist die Papille mit dem Sphincter papillae lokali-siert. Während der Verschlußphase ist der gesamte Sphincterapparat (Sphincter Od-di) kontrahiert, zwischen Gallen- und Pan-kreasgang und dem Duodenum sieht man einen kontrastmittelfreien Abschnitt. In der Abflußphase verbindet eine Kontrast-

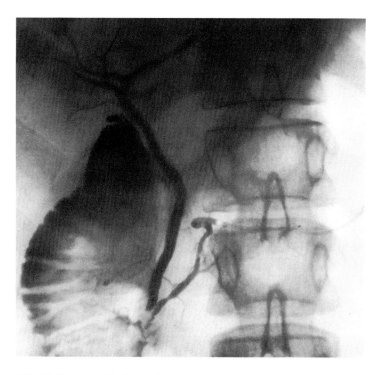

Abb. 4.1. *Normales Cholangio-Pancreaticogramm.*
Schmaler Ductus hepato-choledochus, zarte
Aufzweigungen der intrahepatischen Gallenwege. Füllung der Gallenblase über den Ductus
cysticus. Zarter Ductus pancreaticus mit Neben-
ästen 1. und 2. Ordnung, schlanker Ductus
Santorini

mittelstraße beide Gänge mit dem Duodenum [2, 7, 19].
An den einzelnen Abschnitten des Gallen-
wegssystems kommt es mit zunehmendem
Lebensalter und damit Vergrößerung der
Organe zu einer kontinuierlichen Zunahme des Kalibers, die sich auch noch im Erwachsenenalter (hier allerdings aus anderen Gründen) verfolgen läßt. Der weiteste
Durchmesser findet sich im Bereich der
Pars supraduodenalis des Ductus choledochus, während die anderen Abschnitte aus
anatomischen Gründen (wie intrahepatischer oder intrapankreatischer Lage) einen
geringeren Durchmesser aufweisen. Naturgemäß kann das Kaliber der Gänge ·
stärkeren individuellen Schwankungen un-
terworfen sein. Die in Tabelle 4.5 wieder-
gegebenen Daten (sie stammen aus eigenen
Untersuchungen an 21 Patienten im Alter

von 15–25 Jahren mit unauffälligem Gallenwegssystem) dürften aber für Jugendliche Maximalwerte darstellen.
Der Ductus pancreaticus (Ductus Wirsungianus) als Hauptgang des Pankreas mün-
det an der Papilla major ins Duodenum. In
30–60% der Fälle läßt sich noch ein akzes-
sorischer Pankreasgang (Ductus Santorini) nachweisen, der meist oralwärts in der
Minorpapille einmündet. Im Pankreas-
kopfbereich verläuft der Ductus pancreaticus in einem Winkel von etwa 45 Grad
nach oben, um dann im Korpusbereich einen mehr horizontalen Verlauf anzuneh-
men. Zum Schwanzbereich hin kann der
Verlauf sehr variabel sein: er kann anstei-
gen (aszendierender Typ), weiterhin horizontal verlaufen (horizontaler Typ) oder –
selten – abfallen (deszendierender Typ).
Vom Hauptgang gehen 15–30 Rami

Tabelle 4.5. Weite des Gallenwegsystems (mm) im endoskopisch-retrograden Cholangiogramm bei 21 Normalpersonen (15–25 Jahre) (M ± SEM)

Ductus choledochus	pars pancreatica	3,8 ± 0,4 mm
	pars supraduodenalis	4,4 ± 0,5 mm
Ductus hepaticus	communis	3,5 ± 0,6 mm
	sinister/dexter	2,9 ± 0,4 mm
Interlobuläre Gallengänge		2,0 ± 0,5 mm

pancreatici 1. Ordnung rechtwinklig, leicht schräg oder bogenförmig ab, die sich in Duktuli 2. Ordnung und diese wiederum in Kanalikuli 3. Ordnung aufzweigen. Bei der ERP kann es mit stärkerem Injektionsdruck gelingen, diese Nebenäste 1. und 2. Ordnung darzustellen, während sich die Nebenäste 3. Ordnung nicht kontrastieren. Aber auch eine Nicht-Darstellung der Nebenäste 1. und 2. Ordnung was relativ häufig der Fall ist, darf nicht als pathologisch bewertet werden (Abb. 4.1 und 4.2). Insgesamt zeigt das Pankreasgangsystem hinsichtlich des Verlaufs und der Mündung häufige und z. T. erhebliche Variationen [2, 7, 19].

Die Länge und die Weite des Ductus pancreaticus korrelieren weitgehend mit der Größe des Pankreas und nehmen somit mit dem Älterwerden des Kindes – individuell schwankend – allmählich zu. Aufgrund unserer Untersuchungen fassen wir die in Tabelle 4.6 angegebenen Daten als Maximalwerte für Jugendliche auf. Der

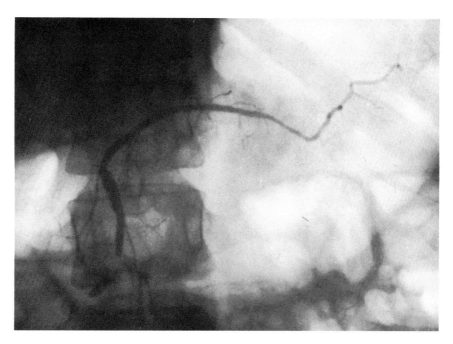

Abb. 4.2. *Normaler Ductus pancreaticus* mit Seitenästen 1. und 2. Ordnung (aszendierender Typ). Im Kopfbereich läuft ein zarter Ductus Santorini proximal zur Papilla minor

Tabelle 4.6. Weite und Länge des Ductus pancreaticus im endoskopisch-retrograden Pankreatogramm bei 11 Normalpersonen (16–24 Jahre) ($M \pm SEM$)

Ductus pancreaticus	Weite (mm)	Länge (cm)
– Kopf	$3,3 \pm 0,5$	
– Korpus	$1,7 \pm 0,3$	$15,1 \pm 0,3$
– Schwanz	$1,5 \pm 0,3$	

Ductus pancreaticus verjüngt sich hiernach kontinuierlich vom Kopf- zum Schwanzbereich hin. Die Nebenäste 1. Ordnung können eine Länge von 1–2 cm und ein Kaliber von 0,1–0,3 mm erreichen. Die Entleerungszeit des Kontrastmittels aus dem Gallengangsystem darf höchstens 20–30 min, aus dem Pankreasgangsystem 3–5 min betragen. Längere Entleerungszeiten sind als pathologisch anzusehen (s. Kap. 5.4).

5 Erkrankungen der Gallenwege und des Pankreas

5.1 Angeborene Fehlbildungen und Erkrankungen der Gallenwege

Bei den kongenitalen Anomalien der Gallenwege lassen sich zahlreiche Variationsmöglichkeiten beobachten. Nicht wenige von ihnen sind gering ausgeprägt, bleiben symptomlos und werden meist nur zufällig entdeckt. Auch die Agenesie der Gallenblase oder die verschiedenen Arten der Verdoppelung der Gallenblase (septale, divertikelartige oder vollständige Verdoppelung) spielen nur gelegentlich im späteren Leben in der Differential-Diagnostik erworbener Gallenwegserkrankungen eine Rolle. Große klinische Bedeutung haben dagegen die Gallengangsatresie und die kongenitalen Dilatationen der Gallenwege [16, 69, 71, 76].

5.1.1 Gallengangsatresie

Definition und Vorkommen. Gallengangsatresien mit dem Hauptsymptom des Verschlußikterus sind Erkrankungen, die das gesamte Leber-Gallenwegsystem – oft in unterschiedlicher Ausprägung – betreffen. Drei morphogenetische Krankheitseinheiten lassen sich unterscheiden:
1. intrahepatische Gallengangshypoplasie bis -atresie
2. extrahepatische Gallengangshypoplasie bis -atresie
3. kombinierte extra- und intrahepatische Gallengangshypoplasie bis -atresie.
Die Ätiologie ist nicht ausreichend geklärt, diskutiert werden Hemmungsmißbildungen oder auch perinatale Entzündungsfolgen. Die Häufigkeit soll bei Neugeborenen

bei etwa 1:20 000 liegen, Mädchen sind häufiger als Jungen (Relation Mädchen zu Jungen = 2–3:1) betroffen.
Von den Kindern mit extrahepatischen Atresien sind nur etwa 10% operabel. Bei ihnen läßt sich eine Dünndarmschlinge mit den zentralen erweiterten Gallenwegen anastomosieren. 90% sind „inoperabel", da keine anastomosierbaren Gallenwege vorhanden sind. Allerdings wird auch hier mit der Hepatojejunostomie oder neuerdings mit der lymphodigestiven Gallendrainage versucht, die Atresie operativ zu korrigieren.
Bei den intrahepatischen Hypoplasien und Atresien läßt sich von einer ungünstigen Verlaufsform mit anhaltender Cholestase, die obligat in eine biliäre Zirrhose ausmündet, eine benigne Verlaufsform (etwa 50% der Fälle) abgrenzen, bei der sich die klinischen und klinisch-chemischen Parameter allmählich normalisieren [4, 10, 18, 27, 28, 59, 71, 76].

Diagnostik. Die Diagnose der Gallengangsatresie muß innerhalb von sechs Wochen erfolgen, sollen chirurgische Maßnahmen Erfolg haben. Abzugrenzen sind insbesondere zahlreiche funktionelle Cholestase-Syndrome, die unter dem Begriff der neonatalen Hepatitis subsummiert werden und deren Prognose durch eine Laparotomie verschlechtert werden kann. Hypoplasie und Atresie der Gallenwege sowie neonatale Hepatitis – pathogenetisch wahrscheinlich eine Einheit darstellend – haben viele klinische, klinisch-chemische und morphologische Gemeinsamkeiten, die die Schwierigkeiten ihrer Differenzierung bedingen. Eine Abgrenzung beider Cholestase-Syndrome ist heute am ehesten durch morphologische, klinisch-chemische und nuklearmedizinische Untersuchungen möglich [10, 12, 50]. Von besonderem Wert scheinen dabei *Funktionsuntersuchungen* wie die LP-X-Bestimmung vor und nach Gabe von Cholestyramin und (mit Einschränkung) der modifizierte Bengalrosa-Test zu sein [50].

Mit der *Sonographie* können beim Neugeborenen zwar nicht die Gallenwege, wohl aber die Gallenblase zuverlässig dargestellt werden. Da bei einer Atresie in drei Viertel der Fälle eine Gallenblasenhypoplasie vorliegt, macht ihr Nachweis eine extrahepatische Atresie eher unwahrscheinlich [13].

In allen Zweifelsfällen ist die *explorative Laparotomie mit intraoperativer Cholangiographie* angezeigt. Die *Laparoskopie*, kombiniert mit der Cholangiographie, die eine Differenzierung von Hepatitis, Atresie und Choledochuszyste in 98% gestatten soll [36], dürfte hier kaum von Vorteil sein. Sie muß in Allgemeinnarkose durchgeführt werden und gestattet nicht die sofortige operative Korrektur.

Ob *ERCP* und *perkutane transhepatische Feinnadelcholangiographie* – die direkten Cholangiographieverfahren der Wahl bei Vorliegen eines Cholestase-Syndroms im Erwachsenenalter – zur Differenzierung der neonatalen Cholestase-Syndrome beitragen können, läßt sich zum gegenwärtigen Zeitpunkt noch nicht sagen. Zwar konnten wir zeigen, daß auch beim Neugeborenen die ERCP mit einem handelsüblichen Seitblickinstrument (JF-B Olympus) mit 10 mm Durchmesser durchführbar ist. Die Untersuchungstechnik, die sich beim Kind und Jugendlichen sonst nicht von der des Erwachsenen unterscheidet, ist hier allerdings etwas komplizierter. Zum einen liegt die Papille relativ hoch im Duodenum und zum anderen ist der Abstand vom Instrument zur Papille sehr kurz und erschwert somit die Führung des Katheters. Das Einführen in das Ostium gelingt daher mehr von horizontal als von distal, so daß

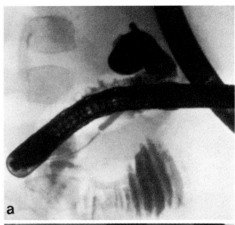

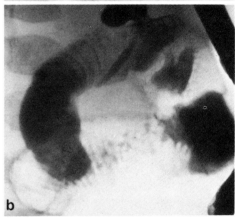

Abb. 5.1 a, b. *Retrograde Füllung des Ductus choledochus und der Gallenblase über die Papille.* Abfluß des Kontrastmittels über eine weite Seit-zu-Seit-Anastomose der Gallenblase mit dem proximalen Duodenum. Dreijähriger Junge. Anlage der Cholezystoduodenostomie im Alter von zwei Monaten unter der Diagnose einer Choledochus-Atresie. In der Folgezeit rezidivierende Ikterusschübe, z.T. mit Fieber einhergehend. Mittels ERC Ausschluß einer Choledochus-Atresie. Operative Beseitigung der Anastomose und Wiederherstellung eines normalen Abflusses über die Papille. Histologisch jetzt komplette Leberzirrhose. **a** Füllungsphase; **b** Ablaufbild

(wie im eigenen Fall) eher der Ductus pancreaticus als der gewünschte Gallengang zur Darstellung kommt [21]. Von der Entwicklung dünnerer Duodenoskope dürfte in Zukunft eine Vereinfachung der

Technik und damit eine bessere Treffer-quote zu erwarten sein (Abb. 5.1).

Ebenso läßt sich die Feinnadelcholangiographie auch beim Neugeborenen ohne größeren technischen Aufwand durchführen. Allerdings konnten wir bisher bei einem vier Wochen alten Säugling mit Gallepfropf-Syndrom und bei einem neun Wochen alten Säugling mit Gallengangsatresie – beides operativ gesichert – die Gallenwegsdarstellung nicht erreichen. Das Auffinden der intrahepatischen Gallenwege wird in diesem Lebensalter dadurch erschwert, daß sie noch eine geringe Gangweite aufweisen. Bei der von uns benutzten ultradünnen Nadel (0,6 mm) ist die Länge der Nadelspitze (1,2 mm) so bemessen, daß sie (auch bei Atembewegungen) erst in Gallengängen von 2–3 mm Weite liegenbleiben dürfte. Punktionsversuche müssen also in Hilusnähe vorgenommen werden, um größere Gallenwege zu treffen. Eine Einschränkung erfährt die Methode darüber hinaus weniger durch die Zahl der Punktionsversuche als durch die Menge des Kontrastmittels, die in Abhängigkeit vom Körpergewicht limitiert ist. Weitere Untersuchungen sind noch erforderlich, bevor man die Wertigkeit der PTC und auch der ERCP in der Diagnostik der neonatalen Cholestase-Syndrome beurteilen kann [21].

Mit zunehmendem Lebensalter und damit größerem Gallengangsdurchmesser dürfte es leichter fallen, die PTC erfolgreich durchzuführen [10, 26, 45, 68]. Das gilt insbesondere dann, wenn vorher ein ungestörter Gallenfluß bestanden hat und jetzt eine intrahepatische Gallengangsdilatation vermutet werden kann. Die extrahepatische Atresie des Neugeborenen führt dagegen noch nicht zu einer intrahepatischen Gallengangserweiterung.

5.1.2 Kongenitale Dilatationen der Gallenwege

Angeborene Erweiterungen der Gallenwege können sowohl an den kleinen intrahepatischen wie an den großen intra- wie extrahepatischen Gallenwegen auftreten. Ektasien der kleinen Gallenwege finden sich bei den multiplen Mikrohamartomen, bei der kongenitalen Leberfibrose und bei der Zystenleber. Dilationen der großen Gallenwege manifestieren sich als intrahepatische Gallengangszysten, als Choledochuszysten oder als Kombinationsformen von intra- und extrahepatischen Zysten (Tabelle 5.1) [23].

Tabelle 5.1. Kongenitale Erweiterungen der Gallenwege

Kleine intrahepatische Gallenwege (interlobulär, septal)	Große intra- und extrahepatische Gallenwege
1. Multiple Mikrohamartome (Cholangiome, Gallengangsadenome, Meyenburg-Komplexe, miliare Cholangiomatose)	4. Intrahepatische Gallengangszysten a) simple type, monolobular type (M. Caroli) b) periportal fibrosis associated type
2. Kongenitale Leberfibrose (Fibroangioadenomatose)	5. Idiopathische Choledochuszysten
3. Zystenleber a) solitäre, nicht-parasitäre Zyste b) polyzystische Leber	6. Kombination von intra- und extrahepatischen Zysten

1. Erweiterungen der kleinen intrahepatischen Gallenwege

Die Mikrohamartome und die polyzystischen Veränderungen der Leber leiten sich als lokale Fehlbildungen von während der Embryonalentwicklung überschüssig gebildeten und persistierenden Gallenkanälchen ab und auch die kongenitale Leberfibrose wird als eine Variante der Zystenleber angesehen.

Die *ERCP* spielt in der Diagnostik dieser nahe verwandten Fehlbildungen der kleinen Gallenwege keine Rolle.

Mikrohamartome – meist zufällig entdeckt – lassen sich letztlich nur durch das charakteristische morphologische Substrat erkennen [22].

Leberzysten – solitär oder multipel – haben in der Regel keinen Anschluß an das Gallengangsystem. Es finden sich unauffällige Gallenwege, es sei denn, sie werden durch die Größenzunahme der Zysten verdrängt (etwa 9% der Patienten entwickeln einen Ikterus). Die Methode der Wahl zum Nachweis von Zysten ist die Sonographie, die nur in Ausnahmefällen, wo Unklarheiten bestehen bleiben, der Ergänzung durch die Laparoskopie bedarf [23].

Die *kongenitale Leberfibrose*, in besonderem Maße eine Erkrankung des Kindes- und Jugendalters, weist als führende Symptome eine große, harte Leber und die Zeichen einer portalen Hypertension auf. Laparoskopisch ist die Leberoberfläche manchmal granulär bis nodulär umgewandelt, was nicht selten in Kombination mit der Hepatomegalie als „stationäre Zirrhose" fehlgedeutet wird [41]. Zur richtigen Diagnose führt auch hier nur die histologische Untersuchung des Punktats. Erreichen die Patienten das Erwachsenenalter, so können als Folge einer Gallenabflußbehinderung fieberhafte Cholangitisschübe auftreten [33]. Das ist besonders dann der Fall, wenn als weitere Fehlbildung noch eine Dilatation der segmentalen Gallenwege (Morbus Caroli) vorliegt (s. S. 71) (Tabelle 5.2) [5, 22, 23, 29].

Tabelle 5.2. Diagnostik bei kongenitalen Gallengangsdilatationen

1. Multiple Mikrohamartome	(Klinisches Bild)
2. Kongenitale Leberfibrose	Histologie
3. Zystenleber	a) Sonographie
	b) Laparoskopie
4. Intrahepatische Gallengangszysten	a) Sonographie
	b) i.v. Cholangiographie
	c) ERCP
5. Choledochuszyste	a) Sonographie
6. Kombination von 4. und 5.	b) ERCP

2. Erweiterungen der großen intrahepatischen und extrahepatischen Gallenwege

Pathogenese und Häufigkeit. Die Genese der kongenitalen Dilatation der großen Gallenwege ist noch nicht ausreichend geklärt. In der Literatur finden sich über 15 Entstehungstheorien [61]. Bevorzugt werden die Hypothesen diskutiert, daß es während der frühen Embryonalzeit zu Fehlentwicklungen der Kanalisation in den ungleichmäßig gewachsenen, ursprünglich soliden Epithelsprossen komme oder aber, daß als kongenitaler Defekt eine Hypoplasie oder Aplasie der fibromuskulären Komponente der Gallengangswand bestehe [14, 73, 81].

Die Häufigkeit dieser seltenen zystoiden Malformationen wird mit 0,1–1,6‰ angegeben, wobei die Choledochuszyste die häufigste Fehlbildung ist. Hiervon wurden bisher über 700 Fälle im Schrifttum mitgeteilt [1, 15, 25, 30, 34, 56].

a) Intrahepatische Gallengangszysten

Definition. Nach Caroli [5] lassen sich bei der Dilatation der segmentalen Gallenwege zwei Formen unterscheiden:
1. isolierte Dilatation (simple type)
2. Dilatation in Kombination mit einer kongenitalen Leberfibrose.

Die isolierte Erweiterung, die eigentliche Carolische Krankheit, kann entweder sämtliche intrahepatischen Gallenwege betreffen, oder beschränkt sich – selten – auf einzelne Leberlappen (monolobular type). Häufiger als diese reine Form sind einmal Kombinationen mit Anomalien an den extrahepatischen Gallenwegen, insbesondere mit einer Choledochuszyste, und zum anderen in besonderem Maße die Kombination mit einer kongenitalen Leberfibrose. In bisher einem Fall wurde sogar das gemeinsame Vorkommen mit einer Zystenleber beschrieben [35].

Symptome. Das klinische Bild der Carolischen Erkrankung wird geprägt durch rezidivierende Cholangitiden als Folge der Gallenstase in den erweiterten Gängen. Als Spätkomplikation können sich Konkremente in diesen Gängen bilden, die ihrerseits wieder die Stase verstärken, Koliken auslösen und schließlich zur Bildung von Abszessen mit septischen Komplikationen beitragen können.

In Einzelfällen können diese Symptome bereits von Geburt an bestehen. Bei den meisten Patienten manifestiert sich das Vollbild im frühen Erwachsenenalter, meist vor dem 35. Lebensjahr. Nicht selten lassen sich bei subtiler Anamnese aber auch diskrete Fieberepisoden im Kindes- und Jugendalter eruieren.

Bei der Kombination mit der kongenitalen Leberfibrose stellen zunächst Hepatomegalie und portale Hypertension die führenden klinischen Zeichen dar und bestimmen die Prognose. Erst wenn später Cholangitiden auftreten, richtet sich das Augenmerk auf eine zusätzlich vorhandene Gallengangsanomalie [5, 9, 23, 47].

Diagnostik. Die Diagnose eines Morbus Caroli läßt sich nur durch den entsprechenden Nachweis der intrahepatischen Gallengangsektasien sichern. Da die Erweiterungen in der Regel einen Durchmesser von 1–4,5 cm, gelegentlich aber auch bis zu 9 cm haben, bietet sich die *Sonogra-*

phie als erstes darstellendes Verfahren an [74]. Hiermit lassen sich die sich verzweigenden Ganglumina bis in die Peripherie verfolgen. Der Verlauf und evtl. breite Reflexbänder gestatten die Unterscheidung gegenüber erweiterten Lebervenen. Eventuell vorhandene Steine sind durch den Steinreflex und durch den Steinschatten charakterisiert.

Als radiologische Methode wird als erste die *intravenöse Cholangiographie* einzusetzen sein. Allerdings kann in den zystischen oder zylindrischen Dilatationen die Kontrastmittelanreicherung recht schwach sein, so daß sie leicht übersehen wird, insbesondere auch, wenn das Hauptaugenmerk auf die extrahepatischen Gallenwege gerichtet wird. Besser kommt die typische Marmorierung der Leber in der Infusionscholangiographie und in Schichtaufnahmen zur Darstellung [5, 23, 62] (Abb. 5.2).

Bestehen auch jetzt noch Unklarheiten, so ist die direkte Kontrastmittelfüllung mittels *ERCP* die Methode der Wahl. Form und Ausmaß der intrahepatischen Ektasien, Anomalien der extrahepatischen Gallenwege, Alterationen des Ductus pancreaticus und eine komplizierende Lithiasis lassen sich eindeutig nachweisen [52, 62, 74].

Auf die *PTC* ist nur zurückzugreifen, wenn eine ERCP aus verschiedenen Gründen nicht durchführbar ist oder mißlingt [9, 24]. Einmal besteht bei diesem transperitonealen Vorgehen die Gefahr der galligen Peritonitis, zum anderen können evtl. Beziehungen zwischen Gallen- und Pankreasgang (s.S. 74) nicht entdeckt werden.

b) Idiopathische Choledochuszyste

Definition. Je nach Sitz und Form werden drei Arten einer zystischen Choledochusdilatation unterschieden:
1. Choledochuszyste
2. Choledochusdivertikel
3. Choledochozele.
Die Choledochuszyste ist durch die Dilatation des Ductus choledochus vorwiegend des mittleren und supraduodenalen Seg-

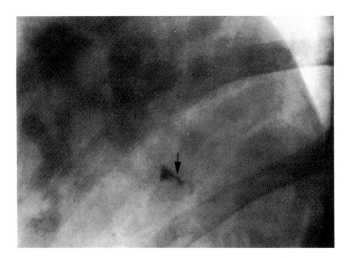

Abb. 5.2. *Kongenitale Dilatation der großen intrahepatischen Gallenwege (Caroli-Syndrom)* (intravenöses Cholangiogramm). Die geschlängelt verlaufenden, bis 13 mm erweiterten Gallengänge lassen sich bis in die Peripherie verfolgen. Keine Kontrastierung der extrahepatischen Gallenwege. Cholezystolithiasis (↓) bei Zustand nach Cholezystoduodenostomie.

Kombination mit einer idiopathischen portalen Hypertension. Rezidivierende Ösophagusvarizenblutungen und weniger Cholangitiden prägten seit dem 15. Lebensjahr das klinische Bild. Tod durch Varizenblutung im 42. Lebensjahr bei gleichzeitig bestehender septischer Cholangitis

ments charakterisiert. Der Ductus hepaticus und seltener auch der Ductus cysticus und die Hepatikusbifurkation können in unterschiedlichem Ausmaß miteinbezogen sein.

Bei dem sehr seltenen Choledochusdivertikel entwickelt sich eine streng zirkumskripte Wandausstülpung und unter der gleichfalls seltenen Choledochuszele versteht man eine Ausstülpung des distalen, intramural gelegenen Choledochusabschnitts ins Duodenallumen neben der Mündung der Papilla Vateri [34, 37].

Symptome. Die Cholesdochuszyste wird überwiegend im Säuglings- und Kleinkindestalter symptomatisch, sie kann aber auch bis ins höhere Lebensalter unbemerkt bleiben. Bevorzugt scheint das weibliche Geschlecht befallen zu sein (♀:♂ ≙ 3:1). Bei etwa einem Viertel der Patienten wird das Krankheitsbild innerhalb des ersten Lebensjahres festgestellt (das jüngste Kind war 22 Tage alt), bei weiteren 40% innerhalb der ersten zehn Lebensjahre und bis zum 30. Lebensjahr bei über 80%.

Das Auftreten von Symptomen ist abhängig von der Ausprägung der Galleabflußbehinderung und korreliert mit der Lokalisation und Schwere der Anomalie. Als charakteristisch gilt die intermittierend auftretende Symptomentrias: Ikterus, tastbarer Oberbauchtumor und rechtsseitige kolikartige Oberbauchschmerzen, die allerdings höchstens 60–70% der Patienten aufweist. Bei unklaren Oberbauchbeschwerden im Kindesalter sollte differentialdiagnostisch also auch an eine Choledochuszyste gedacht werden, insbesondere um auch den Komplikationen dieser Anomalie zuvorzukommen. Als solche wurden beobachtet: rezidivierende Cholangitis, Gallenkonkremente, Choledochusverschluß, Leberabszeß, Zystenruptur, biliäre Zirrhose, portale Hypertension, maligne Entartung [1, 23, 30, 34, 43, 48, 56, 71].

Das Choledochusdivertikel, das die gleichen Symptome wie die Choledochuszyste machen kann, und die Choledochozele sind wegen ihres seltenen Vorkommens im Kindesalter klinisch kaum von Bedeutung. Die Symptome der Zele sind episodische Schmerzen, Übelkeit, Erbrechen, Koliken und rezidivierender Ikterus. Komplizierend kann eine Pankreatitis hinzutreten [3, 11, 25, 40].

Diagnostik. Voraussetzung für eine kausale Therapie und damit für eine günstige Prognose ist die frühzeitige Diagnosestellung der Choledochuszyste. Als Methoden der Wahl sind zwei Verfahren anzusehen:

die *Sonographie* und die *ERCP*, die sich in idealer Weise ergänzen. Sie haben die anderen Untersuchungsverfahren, mit denen präoperativ im Kindesalter bisher nur in einem Zehntel der Fälle die richtige Diagnose gestellt wurde, in den Hintergrund gerückt.

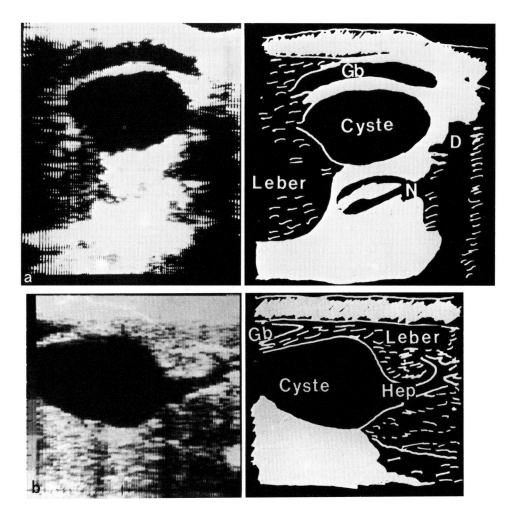

Abb. 5.3 a, b. *Choledochuszyste.* Sonographischer Längsschnitt in der rechten Medioklavikularlinie durch rechten Leberlappen, Gallenblase und Choledochuszyste (Vidoson 635 ST) **(a)**. *Schräger Längsschnitt* durch den Leberhilus zum Nachweis der Kommunikation der Zyste mit den intrahepatischen Gallenwegen (ADR 2130) **(b)**. 12jähriger Junge. *D* = Auslöschphänomen durch Darm; *Gb* = Gallenblase; *N* = rechte Niere; *Hep* = Ductus hepaticus

Indirekte Hinweise können die *Abdomen-übersichtsaufnahme* mit einem weichteildichten Schatten im rechten Oberbauch und die *MDP mit Barium* durch Verdrängungserscheinungen am Magen, Duodenum und rechtsseitigen Kolon ergeben.

Die *intravenöse Cholangiographie*, auch als Infusionscholangiographie, führt nur in 10–35% zur Diagnose, da sich wegen der Cholestase und des Verdünnungseffektes durch den Zysteninhalt die extrahepatischen Gallenwege nur unzureichend kontrastieren [32, 46].

Auch das *hepatobiliäre Sequenzszintigramm*, selbst bei einer angegebenen Trefferquote von etwa 75% [49, 53], läßt keine Vorteile gegenüber der Sonographie und der ERCP erkennen.

Mit der *selektiven Angiographie* lassen sich ebenfalls nur indirekte Hinweise gewinnen, sie erübrigt sich somit. Lediglich bei Verdacht auf Gefäßmißbildungen oder beim Vorliegen einer portalen Hypertension kann sie im Einzelfall angezeigt sein [49, 53].

Mit Hilfe der *Sonographie* schließlich lassen sich Größe, Form und Lage sowie der flüssige Inhalt der Zyste ab einer Lumenweite ab etwa 1 cm mit großer Zuverlässigkeit darstellen. Der Beweis ist praktisch gegeben, wenn es gelingt, die Kommunikation der Zyste mit den intrahepatischen Gal-lenwegen und zusätzlich die Gallenblase nachzuweisen (Abb. 5.3a, b). Nur im Erwachsenenalter ist differentialdiagnostisch auch an eine nekrotische Zerfallshöhle bei Gallenwegskarzinom zu denken [13, 17, 23, 43, 49, 70, 78].

Um jedoch die genaue Ausdehnung der Dilatation sicher zu erkennen, und das distale Segment des Ductus choledochus und dessen Beziehungen zum Ductus pancreaticus exakt zu beurteilen, ist die *ERCP* anzuschließen [20, 21, 23, 46, 52, 75]. Da bei diesem Vorgehen genügend Kontrastmittel instilliert werden kann (eine Zyste kann mehrere Liter Flüssigkeit enthalten), lassen sich die verschiedenen Zystenarten gut zur Darstellung bringen (Abb. 5.4–5.6). Besonders beachtet werden sollte die Papillenfunktion, da kongenital oder erworben Papillenstenosen vorliegen können. Wichtig ist auch der Ausschluß anomaler Verbindungen des pankreatikobiliären Gangsystems. So kann der Pankreasgang in den Gallengang oder, was klinisch ernster zu bewerten ist, der Gallengang in den Pankreasgang einmünden. Nur durch die genaue Kenntnis der topographischen Verhältnisse beider Gangsysteme kann das operationstaktische Vorgehen im voraus bestimmt werden und nur so läßt sich die sonst notwendige *intraoperative Cholangiographie* vermeiden. Es ist darauf hinzu-

▶

Abb. 5.4. *Choledochuszyste.* Retrograde Darstellung des massiv erweiterten Ductus hepatocholedochus, der relativ scharf in fast normal kalibrierte intrahepatische Gallenwege übergeht. Lateral der Zyste die vergrößerte Gallenblase. Fehlender Abfluß des Kontrastmittels ins Duodenum. Selektive Darstellung eines unauffälligen Ductus pancreaticus. Derselbe Patient wie in Abb. 5.3. Intermittierende Oberbauchbeschwerden seit dem Säuglingsalter. Jetzt zunehmender Ikterus und Einweisung unter dem Verdacht einer akuten Hepatitis. Sonographisch Nachweis der Zyste, Klärung der genauen topographischen Verhältnisse durch die ERCP. Operative Exstirpation der Zyste und Anlage einer Hepatojejunostomie Roux-Y

Abb. 5.5. *Choledochuszyste.* Retrograde Darstellung des bis auf 22 mm erweiterten Ductus hepatocholedochus. Gleichfalls Dilatation der Ductus hepatici dexter et sinister und der lateral gelegenen Gallenblase. Gemeinsame Mündung mit dem leicht erweiterten Ductus pancreaticus. Vierjähriges Mädchen. Rezidivierende fieberhafte Ikterusschübe. Verdacht auf biliäre Zirrhose, da i.v. cholangiographisch und sonographisch kein eindeutiger Befund. Als Komplikation der ERCP Auftreten von Cholangitis und Pankreatitis mit septischen Temperaturen. Operative Ektomie der Zyste und der Gallenblase mit Anlegen einer Hepatojejunostomie Roux-Y

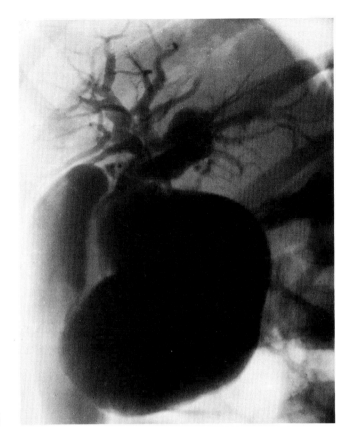

Abb. 5.4

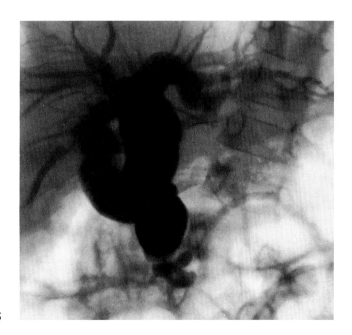

Abb. 5.5

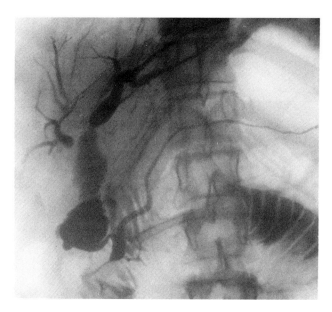

Abb. 5.6. *Choledochuszyste.* Retrograde Darstellung. Stenosierung des distalen Ductus choledochus, bogenförmiger Verlauf medial von der Zyste nach oben, gemeinsame Mündung mit einem unauffälligen Ductus pancreaticus. 17jähriges Mädchen mit rezidivierenden Pankreatitiden und geringer Cholestase. Laparotomie im Säuglingsalter wegen „Oberbauchtumor" (Cholezystektomie, Raffung?). Bisher konservative Therapie

weisen, daß beim Vorliegen einer höhergradigen biliären Abflußbehinderung die operative Korrektur baldigst anzuschließen ist, um das Auftreten einer Cholangitis zu verhüten.

Die *PTC* ist hier, da sie nur das Gallenwegsystem kontrastiert und da bei ihr die Gefahr einer galligen Peritonitis droht, der ERCP unterlegen und sollte nur bei Mißlingen der ERCP zur Anwendung kommen (Tabelle 5.2).

Für das *Choledochusdivertikel* treffen die gleichen diagnostischen Maßnahmen zu wie für die Choledochuszyste.

Die *Choledochozele,* differentialdiagnostisch von einem Duodenaldivertikel und einer duodenalen Duplikationszyste abzugrenzen, stellt sich röntgenologisch während der Bariumuntersuchung des Gastrointestinaltraktes als glatt begrenzter Füllungsdefekt im Duodenallumen dar, der sich während der intravenösen Cholangiographie auffüllt. Zusätzlich empfiehlt sich die ERCP, da gleichzeitig eine Behinderung des Abflusses aus dem Ductus pancreaticus vorliegen kann (Abb. 5.7). Endoskopisch zeigt sich in der Nachbarschaft der Papille ein ins Lumen vorspringender je nach Ausdehnung der Zele unterschiedlich großer praller Schleimhautsack. War bei entsprechender Symptomatik die Operation in Form der transduodenalen Abtragung bisher die Therapie der Wahl, so sollte heute zunächst die endoskopische Therapiemöglichkeit geklärt werden, entweder als Abtragung der Zele mit Hilfe der Diathermieschlinge oder als transpapilläre Spaltung der Zele mit Hilfe des Papillotoms [8, 23, 44].

c) Kombination von intra- und extrahepatischer Gallengangsdilatation

Die Assoziation intrahepatischer Zysten mit einer Choledochuszyste muß als eine

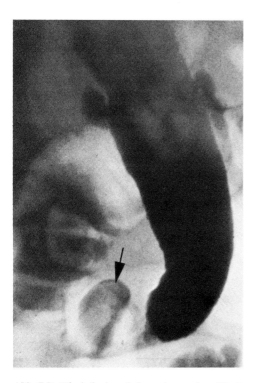

Abb. 5.7. *Choledochozele* im retrograden Cholangiogramm (↓). Erweiterter Ductus hepatocholedochus mit großem Solitärstein. Zustand nach Cholezystektomie (Zufallsbefund beim Erwachsenen)

Variante der Carolischen Erkrankung angesehen werden. Das klinische Bild ist durch die Kombination der Symptome beider Erkrankungen gekennzeichnet. Diagnostisch ergeben sich keine neuen Gesichtspunkte, so daß auch hier bevorzugt zuerst die Sonographie und später die ERCP einzusetzen sind.

5.2 Erworbene Gallenwegserkrankungen

Wie die angeborenen gehören auch die erworbenen Erkrankungen der Gallenwege zu den seltenen Erkrankungen im Kindesalter. Sie kommen meist erst beim Jugendlichen zur Beobachtung. Wie im frühen Erwachsenenalter steht auch hier das extra-hepatische Cholestase-Syndrom bedingt durch Cholelithiasis oder benigne, nicht steinbedingte Gallengangsobstruktionen im Vordergrund. Zum Nachweis sollte die ERCP, wie ausgeführt, erst herangezogen werden, wenn die genannten vorrangigen diagnostischen Möglichkeiten ausgeschöpft sind. An dieser Stelle sei nochmals der besondere Wert der Sonographie betont [39, 79]. Ist die ERCP jedoch indiziert, liefert sie durch kontrastreiche Bilder sichere Informationen über die Verschlußursachen wie Stein, Stenose, übergreifenden Pankreasprozeß oder Karzinom.

5.2.1 Cholelithiasis

Vorkommen. Im Vergleich zum Erwachsenen, wo im Alter von etwa 50 Jahren jede 5. Frau und jeder 10. Mann Gallensteine hat, ist die Gallensteinkrankheit beim Kind relativ selten. Man rechnet heute mit einem kindlichen auf 300–600 erwachsene Gallensteinträger. Diese Häufigkeit korreliert gut mit Sektionsstatistiken, nach denen Kinder unter 15 Jahren in 0,28% Gallensteine aufwiesen. Die Erkrankungshäufigkeit nimmt mit zunehmendem Lebensalter zu, jedoch werden auch bereits beim Feten, Neugeborenen und Säugling Gallensteine gefunden [54, 65, 76, 80]. Die Analyse von Potter [51] aus dem Jahre 1938 dürfte auch heute noch in diesem Zusammenhang weitgehend zutreffen. Von 168 kindlichen Gallensteinträgern waren 12% Säuglinge, 5% zwischen 1–5 Jahre, 28% zwischen 5–10 Jahre und 45% über 10 Jahre alt. In Zukunft wird die Diagnose einer Cholelithiasis wahrscheinlich häufiger gestellt werden. Einmal nimmt in den letzten Jahrzehnten die Frequenz des Gallensteinleidens absolut zu und zum anderen haben sich in letzter Zeit die diagnostischen Möglichkeiten erheblich verbessert. In der Altersgruppe unter zehn Jahren sind Jungen und Mädchen gleich häufig befallen, das bekannte Überwiegen des weiblichen Geschlechts wird erst nach dem 10.

Lebensjahr, insbesondere nach der Pubertät, deutlich [54, 76].

Symptome. Erst etwa ab einem Alter von zehn Jahren gibt sich das Gallensteinleiden mit der typischen Gallensteinkolik zu erkennen. Kleinere Kinder klagen über uncharakteristische Bauchschmerzen, Säuglinge sind sogar zumeist symptomlos [76]. Die Zahl der Gallensteine ist sehr unterschiedlich, solitäre wie multiple Konkremente können nachweisbar sein. In einem Fall wurden sogar an die 1000 Konkremente gezählt [72, 76].

Gewöhnlich finden sich die Steine in der Gallenblase; in 4–6% sind sie im Ductus hepatocholedochus lokalisiert [54, 76]. Bei der Lage im Ductus choledochus kommt es neben anderen Symptomen wie Schmerzen und Erbrechen meist zum partiellen oder totalen Verschluß mit dem Symptom des Ikterus. Als Folge des Abflußhindernisses tritt in der Regel eine Dilatation der extra-hepatischen Gallenwege auf, während die Weite des Ductus pancreaticus unverändert im Normbereich bleibt. Als Komplikation der Cholelithiasis wurde bereits im Säuglingsalter eine akute Pankreatitis beobachtet [31, 63].

Diagnostik. Die Diagnostik des Gallensteinleidens erfolgt heute primär mit der Sonographie, an zweiter Stelle mit der Ausscheidungscholegraphie. Die Sonographie hat eine Trefferquote von etwa 90% und das gleiche Ergebnis erzielt man mit den Methoden der Cholangiozystographie. Die Leeraufnahme des Abdomens führt nicht zum Steinnachweis, da die Steine bei Kindern aus nicht-schattengebendem Cholesterin bestehen. Eine Ausnahme bilden die gehäuft bei hämolytischen Anämien sich entwickelnden Bilirubinsteine. Somit dürften nach vollständigem Ausnutzen der genannten Verfahren nur noch wenige Kinder weitergehenden endoskopi-

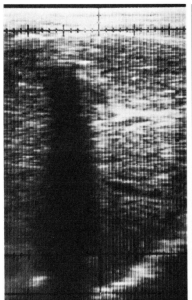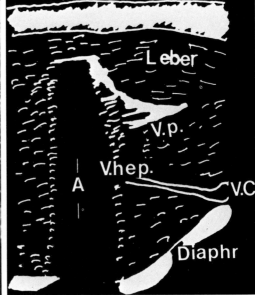

Abb. 5.8. *Cholezystolithiasis*. Sonographischer subkostaler Schrägschnitt durch die Leber. Komplettes Auslöschphänomen hinter den Reflektionen aus dem Gallenblasenbett bei Steingallenblase. 14jähriges Mädchen mit rezidivierenden rechtsseitigen Oberbauchkoliken und leichtem Ikterus (ADR 2130). *A* = Auslöschphänomen; *Diaphr* = Diaphragma; *V.C.* = Vena cava; *V. hep.* = Vena hepatica; *V. p.* = Vena portae

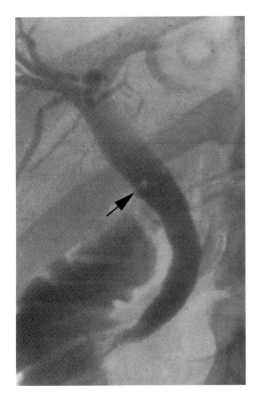

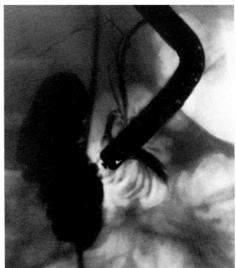

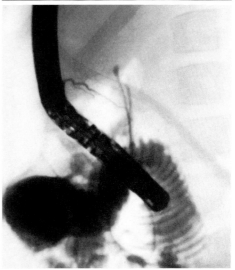

Abb. 5.9. *Choledocholithiasis*. Retrograde Darstellung. 14jähriges Mädchen mit rezidivierenden Koliken und Cholestase. Unzureichendes Ausscheidungscholangiogramm. Keine sonographische Untersuchung. Cholezysto-choledocholithiasis operativ bestätigt

schen (ERCP) oder invasiven (PTC) Untersuchungsmethoden zugeführt werden. Das diagnostische Vorgehen unterscheidet sich folglich nicht von dem im Erwachsenenalter (Abb. 5.8 und 5.9).

5.2.2 Benigne und maligne nicht stein-
bedingte Gallengangsobstruktionen

Noch seltener als die Cholelithiasis sind im Kindesalter nicht steinbedingte obstruktive Gallengangsveränderungen. Sie wurden bisher nur in Einzelfällen beobachtet:
– Narbige Strikturen (nach Leber-, Gallengangs-, Magen- oder Pankreasoperationen) (Abb. 5.10)

Abb. 5.10. *Narbiger Abbruch des Ductus hepaticus*. Retrograde Darstellung. Schwere cholangitisch-cholestatische Zirrhose mit externer Gallefistel bei einem fünfjährigen Mädchen. Zustand nach Hemihepatektomie (s. *unten*) und Cholezystektomie bei Hepatoblastom im Alter von $2^1/_2$ Jahren. Unauffälliger Ductus pancreaticus

– Pankreaserkrankungen (Entzündung, Karzinom, Pseudozyste)
– Metastasen
– Lymphknotenimpressionen
– Abszesse

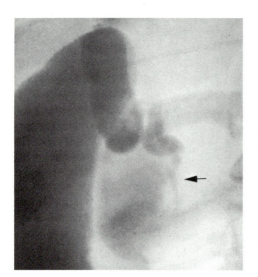

Abb. 5.11. *Sklerosierende Cholangitis* im retrograden Cholangiogramm. Unregelmäßig begrenzte Stenosierung des Ductus choledochus (←). Verdachtsdiagnose: Sklerosierende Cholangitis oder übergreifender Pankreaskopfprozeß. 16jähriges Mädchen mit seit über einem Jahr bestehendem Cholestase-Syndrom mit Koliken und Ikterus. Operativ und histologisch schwere sklerosierende Cholangitis des gesamten Ductus choledochus, therapeutisch Anlage einer Cholezystojejunostomie

- Sklerosierende Cholangitis (Abb. 5.11)
- Papillenstenose
- parasitärer Gallenwegsbefall (Askariden, Fasciola hepatica Echinococcus usw.)
- benigne Gallenwegstumoren (Papillome, Adenome usw.)
- Gallengangs- und Gallenblasenkarzinome.

Im diagnostischen Vorgehen wie in der Beurteilung der erhobenen Befunde ergeben sich bei diesen Erkrankungen im Vergleich zum Erwachsenenalter keine neuen Gesichtspunkte. Für Einzelheiten sei daher auf die entsprechende Literatur verwiesen [2, 7, 13, 20, 21, 38, 39, 66, 67, 76, 79].

Traumatische Hämobilie und Bilhämie

Abschließend sei auf die traumatische Hämobilie und Bilhämie hingewiesen, die auch im Kindesalter, besonders durch die zunehmende Zahl an Verkehrsunfällen, an Bedeutung gewinnt. Als Folge der Leberverletzung, z. B. nach stumpfen Thorax- oder Bauchtraumen, können sich pathologische Kommunikationen zwischen Lebergefäßen und Gallengängen ausbilden. Je nach Druckgefälle blutet es dann entweder in die Gallenwege hinein (Hämobilie) oder – weit seltener – tritt Galle in die Blutbahn über (Bilhämie).

Auf die Hämobilie weist die Symptomentrias Oberbauchkoliken, Ikterus und obere Intestinalblutung hin, die gewöhnlich nach einem symptomfreien Intervall von durchschnittlich 4 Wochen nach dem Trauma auftritt. Die Bilhämie ist klinisch durch eine ausgeprägte Hyperbilirubinämie charakterisiert.

Da die Prognose dieser Blut-Galle-Fisteln, die Letalität der Hämobilie bei Kindern

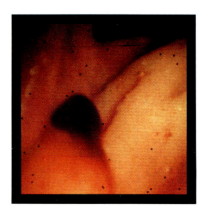

Abb. 5.12. *Traumatische Hämobilie* (endoskopischer Befund). In rhythmischen Abständen (3–4mal/min) erfolgende Blutung aus dem Papillenostium. Rascher Abtransport des Blutes in distale Dünndarmabschnitte, so daß die Blutungsquelle nur durch längere Inspektion der Papille gesichert werden konnte. Achtjähriger Junge mit Hämatemesis und Meläna, 19 Tage nach stumpfem Bauchtrauma und operativer Versorgung eines Leberrisses

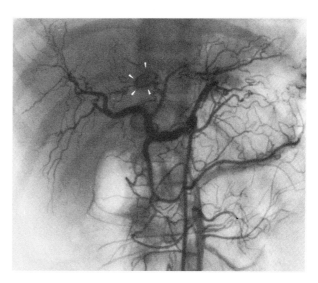

Abb. 5.13. *Selektives Zöliakogramm bei traumatischer Hämobilie.* Derselbe Patient wie in Abb. 5.12. Abbruch der Arteria hepatica sinistra 3 cm distal ihres Ursprungs mit zunehmendem Kontrastmitteldepot im Parenchym innerhalb der Angiographieserie. Regelrechter Verlauf der Arteria hepatica dextra. (Aufnahme: PD Dr. J. Mellmann, Hannover)

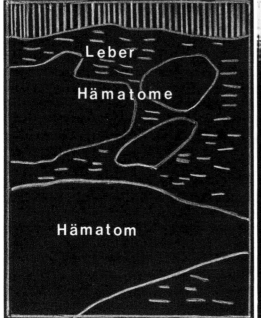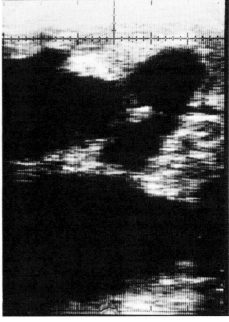

Abb. 5.14. *Multiple Leberhämatome nach Trauma.* Sonographischer subkostaler Schrägschnitt *rechts.* Die Leber ist durchsetzt mit konfluierenden, unterschiedlich großen und unscharf begrenzten echofreien Bezirken mit nachfolgender Echoverstärkung (ADR 2130). 15jähriger Patient mit ausgeprägter Bilhämie. Zustand nach Mofa-Unfall mit Leberquetschung und operativer Versorgung von zwei tiefgreifenden Einrissen des rechten Leberlappens vor zwei Wochen

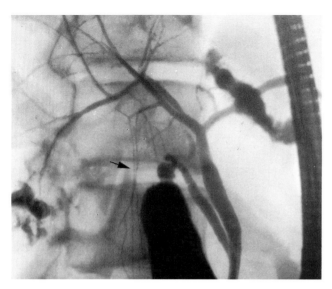

Abb. 5.15. *ERC bei traumatischer Bilhämie.*
Austritt des Kontrastmittels ins Parenchym des
linken (aus einem Seitenast des linken Ductus
hepaticus propius) und rechten Leberlappens
mit Abdrängung der Gallenwege (←). Unauffällige extrahepatische Gallenwege, keine Ein-
blutung ins Gallenwegssystem. Derselbe Patient wie in Abb. 5.14

wird mit 19% angegeben [57], ernst ist, gilt
es, die intrahepatische Läsion rasch zu erkennen und exakt zu lokalisieren, da hiervon die Art des chirurgischen Vorgehens
abhängig ist [55, 57, 64].
Die Diagnostik wird mit Hilfe der sich er-
gänzenden Verfahren Sonographie, Angiographie und ERCP geführt. Die primär
einzusetzende Sonographie vermag Hämatome und Zerfallshöhlen ab einem Durchmesser von etwa 1 cm nachzuweisen, die
Angiographie (bevorzugt des arteriellen
Gefäßsystems) und die ERCP lassen intra-
hepatisch entweder ein Extravasat oder die
pathologische Verbindung zwischen Blut-
gefäßen und Gallenwegen erkennen. Darüber hinaus läßt sich im akuten Blutungs-
stadium bei der Hämobilie im Rahmen der
ERCP die Blutung aus der Papille direkt
beobachten und ein mit Blutkoageln ge-
fülltes Gallengangsystem kontrastieren.
Zusätzlich können andere Blutungsursa-
chen im oberen Verdauungstrakt (Streßul-
kus) ausgeschlossen werden (Abb. 5.13–
5.16).

5.3 Angeborene Fehlbildungen und Erkrankungen des Pankreas

Angeborene Lage-, Form- und Größen-
anomalien des Pankreas sind selten und
bleiben klinisch meist symptomlos. Die
häufigste, aber klinisch stumme Formano-
malie ist das *Pancreas divisum.* Hier
kommt es nicht oder nur unvollständig zu
einer Vereinigung der dorsalen und ventralen Pankreasanlage, so daß beide Gangsysteme getrennt in der Papilla minor und
major münden. Der an der Minorpapille
mündende und von dort her zu füllende
Gang der dorsalen Anlage ist in diesem
Falle der Hauptausführungsgang, während sich bei der Kanülierung der Majorpapille nur der kurze Gang der kleinen
ventralen Anlage kontrastiert.
Beim *Pancreas anulare,* der klinisch be-
deutsamsten und häufig mit anderen Fehlbildungen im Gastrointestinaltrakt kombi-
nierten Anomalie, umschließt ein Teil des
Pankreas die Pars descendens duodeni.
Dies ist die Folge einer unvollständigen

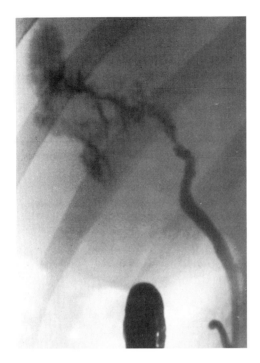

Abb. 5.16. *Intrahepatische gallige Retentionszyste mit Stenosierung des linken Ductus hepaticus (ERCP).* 18jähriger Patient. Zustand nach Hemihepatektomie rechts und Cholezystektomie bei traumatischer Hämobilie. Jetzt vier Wochen postoperativ erneut Ikterus. Therapeutisch zunächst Drainage und Spülung, später Anastomosierung mit Dünndarmschlinge

Rotation der ventralen Pankreasanlage. Die Stenosierung des Duodenums (ein Verschlußikterus kann ein weiteres Symptom sein) kann sehr unterschiedlich ausgeprägt sein und bereits beim Säugling zum kompletten Verschluß führen. Bei inkompletter Stenosierung kann es fakultativ später in jedem Lebensalter zu Symptomen kommen. Die Diagnose ist, da in der Ringbildung stets ein Pankreasgang verläuft, durch die ERCP zu sichern (Abb. 5.17).

Versprengte Pankreasanlagen in der Gallenblase oder mit dem Symptom des Verschlußikterus in den ableitenden Gallenwegen sind seltene Ausnahmen. Gelegentlich werden sie bei der proximalen Intestinoskopie vorwiegend in der Submukosa von Magen und Duodenum gefunden und können als polypoide Läsion durch Verlegung des Pylorus zur Magenausgangstenose führen oder durch Kuppennekrose Anlaß einer intestinalen Blutung sein [7, 42, 58, 60].

Dysontogenetische Pankreaszysten (kongenitales Zystenpankreas), die je nach Zahl und Größe zu einer Vergrößerung des Pankreas führen können, stellen keine Indikation zur ERCP dar. Der Nachweis wird durch die Sonographie geführt.

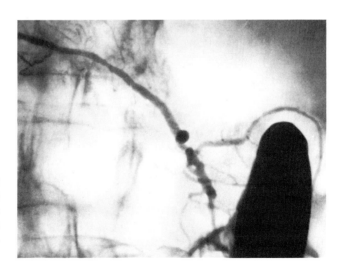

Abb. 5.17. *Pancreas anulare (ERP).* Die Pars descendens duodeni wird teilweise vom Ductus Santorini umschlossen (Aufnahme: Prof. Dr. M. Classen, Frankfurt/Main)

Auch im Rahmen der *zystischen Fibrose* (Mucoviszidose) dürfte der Einsatz der ERCP eine Ausnahme bleiben. Das visköse Sekret bewirkt eine Obstruktion nur im Bereich der kleinen Gänge mit der Folge der Parenchymatrophie und der bei 80–90% der Kinder nachzuweisenden exokrinen Pankreasinsuffizienz. Die zystisch-fibrösen Veränderungen können aber auch am Ductus pancreaticus zu leichten Kaliberunregelmäßigkeiten und an den Seitenästen zu zystischen Auftreibungen führen, die jedoch wieder abgebaut werden können. Die Entleerungszeit des Kontrastmittels kann verzögert sein [7, 42, 54].

Erreichen die Patienten das Jugend- und frühe Erwachsenenalter, so kann die bei 0,1–0,2% auftretende akut rezidivierende Pankreatitis [54] mit ihren rekurrierenden Oberbauchschmerzen im Einzelfall einmal Anlaß sein, die Abflußverhältnisse des Ductus pancreaticus zu überprüfen und eine hier gelegene Obstruktion auszuschließen.

Beim *Shwachman-Syndrom* (kongenitale Pankreashypoplasie, Pankreasinsuffizienz und Knochenmarkdysfunktion) ist das Pankreasgangsystem völlig normal [42, 54]. Es besteht somit keine Indikation für ein retrogrades Pankreatogramm.

5.4 Erworbene Erkrankungen des Pankreas

Erworbene Erkrankungen des Pankreas, hier sind besonders die verschiedenen Pankreatitisformen zu nennen, gelten bisher im Kindesalter als selten. Mangels valider Nachweismethoden wurden sie häufig erst durch den Chirurgen bei der explorativen Laparotomie oder sogar durch den Pathologen bei der Sektion entdeckt. In Zukunft wird man jedoch häufiger, insbesondere bei vermehrtem Einsatz der Sonographie, Pankreaserkrankungen diagnostizieren. Das besondere Interesse gilt der akuten und chronischen Pankreatitis, die durch die verschiedensten Faktoren ausgelöst

Tabelle 5.3. Ätiologische Faktoren der Pankreatitis im Kindesalter

---

Infektionen (viral, bakteriell)
Trauma   (exogen, operativ)
Obstruktionen des Gangsystems (kongenitale Anomalien, entzündliche Strikturen, Askariasis und Bilharziose, Pankreasgangkonkremente, Tumor, Cholethiasis, Choledochuszyste, Entzündungen der Papille)
Endokrinologische und metabolische Erkrankungen (zystische Fibrose, Niereninsuffizienz, Hyperparathyreoidismus, Hyperlipämie, Coma diabeticum, Malnutrition)
Medikamente, Toxine
Hereditäre Pankreatitis
Idiopathische Pankreatitis

---

und unterhalten werden kann (Tabelle 5.3) [42, 54, 58].

Das stumpfe wie auch das penetrierende Bauchtrauma sind nur selten Ursache einer akuten Pankreatitis. Durch die Quetschung des Pankreas gegen die Wirbelsäule kann es zur Ruptur des Parenchyms, des Gangsystems oder von Gefäßen kommen. Weitere Folgen sind die Bildung von Hämatomen, evtl. mit intestinaler Blutung, und die Entwicklung von Pseudozysten. Zum Nachweis stehen die Sonographie, die Arteriographie und die ERCP zur Verfügung. Im endoskopisch retrograden Pankreatogramm läßt sich der Austritt des Kontrastmittels aus dem Gangsystem, evtl. in kleine Nekrosehöhlen, verfolgen. Ebenso kann die Darstellung posttraumatischer oder auch postoperativer Fisteln, wenn sie sich transkutan nicht befriedigend füllen lassen, gelingen.

Zur operativen Behandlung der chronischen Pankreatitis existieren vielfältige Behandlungsmöglichkeiten. Die Verfahrenswahl wurde bis vor einigen Jahren vom Befund geleitet, der sich bei der Laparotomie und der intraoperativen Pankreatographie ergab. Durch die ERCP hat sich die Lage grundsätzlich gewandelt. Ductus pancreaticus und auch Ductus choledochus lassen sich einwandfrei darstellen und beurteilen und durch den Nachweis entsprechender Gangveränderungen kann die Verdachtsdiagnose „chronische Pankreatitis" bestätigt werden. Insbesondere können aber die Abflußverhältnisse überprüft werden. Denn von der Art, der Lokalisation und der Ausdehnung einer vorhandenen Obstruktion (Tabelle 5.3) hängt im wesentlichen die Indikation zur Operation wie auch das adäquate Operationsverfahren ab [2, 7, 19].

Pankreatographisch ist die chronische Pankreatitis durch zwei typische Befunde charakterisiert:
1. Deformierungen des Gangsystems und
2. Pankreaspseudozysten.

Seitdem man aber um die Gefahr einer Infektion der Pseudozysten bei der ERCP weiß und seitdem diese Zysten sicher durch die Sonographie nachzuweisen sind, sollten Pseudozysten nur noch ausnahmsweise als übersehener Überraschungsbefund in der ERCP zur Darstellung kommen. Auch

sollte man sie daher nicht mehr zu den pankreatographischen diagnostischen Merkmalen einer chronischen Pankreatitis zählen.

Die Deformierungen des Gangsystems können unterschiedliche Schweregrade aufweisen. Sind sie leichter Natur, so bestehen leichte segmentale Kaliberschwankungen oder Stenosierungen des Hauptganges oder vereinzelte zystische Erweiterungen der Seitengänge. Der Ductus pancreaticus ist nicht erweitert, der Abfluß des Kontrastmittels nicht oder nur gering verzögert. Bei fortgeschrittenen Veränderungen ist das gesamte Gangsystem betroffen. Der Hauptgang ist deutlich erweitert, er weist Kaliberschwankungen, zystische Auftreibungen und gelegentlich intraduktal gelegene Steine auf. Auch die Seitenäste zeigen Dilatationen, zystische Auftreibungen und Kaliberunregelmäßigkeiten. Die Kontrastmittel-Clearance kann bis zu 30 min und länger verzögert sein. Relativ selten sind hochgradige Stenosen des Ductus pancreaticus mit prästenotischer Er-

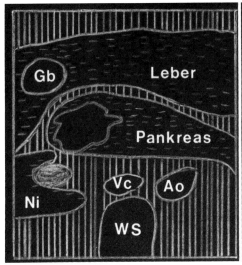
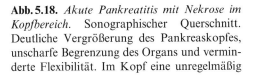
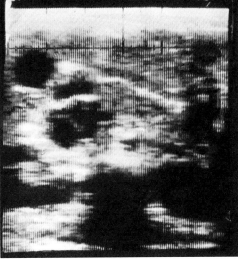

Abb. 5.18. *Akute Pankreatitis mit Nekrose im Kopfbereich.* Sonographischer Querschnitt. Deutliche Vergrößerung des Pankreaskopfes, unscharfe Begrenzung des Organs und verminderte Flexibilität. Im Kopf eine unregelmäßig begrenzte Strukturauflockerung entsprechend einer Nekrosezone (ADR 2130). Vierjähriges Mädchen mit Choledochuszyste, Zustand nach ERCP. *Gb.* = Gallenblase; *Ni* = Niere; *V.c.* = Vena cava; *Ao* = Aorta; *WS* = Wirbelsäule

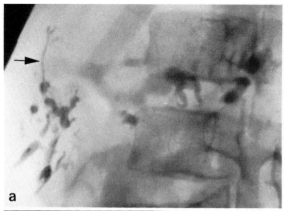

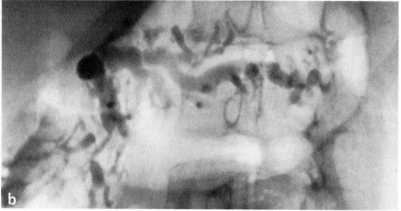

Abb. 5.19 a, b. *Chronisch rezidivierende Pankreatitis* (*ERP*). Stenosierung des Ductus pancreaticus und Darstellung eines kleinen Fistelgangs (→) im Kopfbereich, Deformierung und Dilatation des gesamten Gangsystems im Korpus- und Schwanzbereich. Deutlich verzögerter Abfluß des Kontrastmittels (über zwei Stunden). 12jähriger Junge mit rezidivierenden Pankreatitiden seit dem 9. Lebensjahr

weiterung des Gangsystems oder sogar komplette Abbrüche. Unterschiedlich große Pseudozysten, einzeln oder gelegentlich zu mehreren in Kopf-, Korpus- oder Schwanzbereich lokalisiert, können sowohl bei diskreten wie auch bei massiven Gangdeformierungen vorhanden sein und zwar in gleicher Häufigkeit (Abb. 5.18 und 5.19).

Als weitere Komplikation der chronischen Pankreatitis kann es zu einer Stenosierung des Ductus choledochus, und zwar vorwiegend der Pars pancreatica, mit konsekutiver Cholestase (in unserem Erwachsenen-krankengut in 28%) oder zu einer Stenosierung des Duodenallumens kommen.

Nicht in jedem Fall läßt sich die chronische Pankreatitis an Alterationen des Gangsystems nachweisen. Auch bei Vorliegen einer exkretorischen Insuffizienz kann im Einzelfall (in unserem Erwachsenenmaterial fast 11%) noch ein völlig normales Gangsystem vorliegen [2, 7, 19].

Primäre oder metastatische bösartige Tumoren des Pankreas sind im Kindesalter ausgesprochene Raritäten (Abb. 5.20). Epigastrische Schmerzen, Übelkeit, Erbrechen, Anorexie, Gewichtsverlust und Ver-

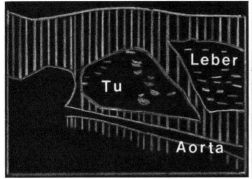
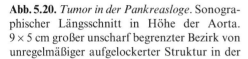
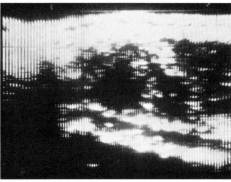

Abb. 5.20. *Tumor in der Pankreasloge.* Sonographischer Längsschnitt in Höhe der Aorta. 9 × 5 cm großer unscharf begrenzter Bezirk von unregelmäßiger aufgelockerter Struktur in der Pankreasregion (Vidoson 635 ST). Dreijähriges Mädchen mit operativ und histologisch gesichertem Neuroblastom, das das Pankreas infiltriert hatte

schlußikterus sind Symptome, die zur Beobachtung kommen. Aber auch eine akute Pankreatitis mit Pseudozysten und Aszitesbildung kann die Folge eines Tumorbefalls sein [42, 58].

Pankreatographisch können je nach Ausgangspunkt und Größe des Tumors verschiedene Veränderungen nachweisbar sein. Am häufigsten zeigt der Ductus pancreaticus eine umschriebene Stenosierung mit oder ohne prästenotische Dilatation oder einen kompletten Füllungsabbruch. Selten findet sich eine allmähliche Verjüngung des Ductus pancreaticus bis zum Schwanzbereich hin (tapering type). Bei Lage des Tumors im Kopfbereich kann es zusätzlich zur Stenosierung des Ductus choledochus kommen.

Leider sind diese diagnostischen Merkmale, wie die Untersuchungen an Erwachsenen ergeben haben, keine Früh-, sondern Spätsymptome. Nur wenige Patienten sind noch radikal zu operieren. Dies wird einmal durch die Tatsache erklärt, daß das Pankreaskarzinom erst relativ spät klinisch Symptome verursacht. Zum anderen wird die Früherkennung im Pankreatogramm dadurch erschwert, daß chronische Pankreatitis und Pankreaskarzinom nicht sicher differenziert werden können. Beide Erkrankungen können zum einen nebeneinander vorkommen. Zum anderen finden sich Stenose und Abbruch, Charakteristika des Karzinoms, auch bei der chronischen Pankreatitis, und die für die chronische Pankreatitis typischen entzündlichen Gangdeformierungen finden sich auch beim Pankreaskarzinom (Tabelle 5.4).

Tabelle 5.4. Gegenüberstellung typischer Befunde bei chronischer Pankreatitis und Pankreaskarzinom (ERCP) (in der Reihenfolge der Häufigkeit)

Chronische Pankreatitis	Pankreaskarzinom
Ductus pancreaticus	
Kaliberschwankungen	Stenose
Gangdilatationen	Abbruch
Deformierung der Seitenäste	Verlagerung
Pseudozysten	Deformierung des Gangsystems Verjüngung
Abbruch	
Stenose	
Kalzifizierung	
Ductus choledochus	
Stenose	Stenose
	Abbruch
Verlagerung	Verlagerung

Gleiche differentialdiagnostische Schwierigkeiten ergeben sich auch für den terminalen Choledochus. Die zu beobachtenden Veränderungen können sowohl Ausdruck einer chronischen Pankreatitis oder eines Pankreaskarzinoms sein oder aber sogar die Folge eines narbig-entzündlichen oder malignen Gallengangsprozesses [2, 7, 19].

Literatur

1. Alonso-Lej F, Rever WB, Pessagno DJ (1959) Congenital choledochal cyst, with a report of 2 and an analysis of 94 cases. Int Abstr Surg 108:1–30
2. Anacker H, Weiss HD, Kramann B (1977) Endoscopic retrograde pancreatico-cholangiography (ERCP). Springer, Berlin Heidelberg New York
3. Bass EM, Cremin BJ (1976) Choledochal cysts: a clinical and radiological evaluation of 21 cases. Pediatr Radiol 5:81–85
4. Carcassone N, Bensoussan A (1977) Long-term results in treatment of biliary atresia. Prog Pediatr Surg 10:151
5. Caroli J (1973) Diseases of the intrahepatic biliary tree. Clin Gastroent 2:147–161
6. Demling L (1976) Fünf Jahre ERCP – Pro und Contra. Dtsch Med Wochenschr 20:797–798
7. Demling L, Classen M, Frühmorgen P (1974) Atlas der Enteroskopie. Springer, Berlin Heidelberg New York
8. Deyhle P, Schaars P, Meyer HJ, Nüesch HJ, Akovbiantz A (1974) Perorale endoskopische-elektrochirurgische Abtragung einer Choledochocele. Dtsch Med Wochenschr 99:71–72
9. Egberts EH, Cain H, Dölle W, Fischer R, Frommhold W, Köhler F, Martini GA (1976) Die angeborene Erweiterung der großen intrahepatischen Gallenwege: Carolische Krankheit. Internist 17:149–159
10. Feist D (1979) Pathogenese der neonatalen Cholestase-Syndrome. Leber Magen Darm 9:43–46
11. Fonkalsrud EW, Boles ET jr (1965) Choledochal cysts in infancy and childhood. Surg Gynecol Obstet 121:733–742
12. Gathmann HA (1979) Morphologische Befunde beim Cholestase-Syndrom im Säuglingsalter. Leber Magen Darm 9:47–53
13. Gebel M, Huchzermeyer H (1979) Die Sonografie in der Diagnostik des Cholestase-Syndroms im Kindesalter. Leber Magen Darm 9:65–72
14. Glenn F, McSherry CK (1973) Congenital segmental cystic dilatation of the biliary ductal system. Ann Surg 177:705–713
15. Goswitz IT, Kimmerling R (1966) Perforated choledochal cyst with bile peritonitis in an infant: case report and surgical management. Surgery 59:878–882
16. Gross RE (1953) The surgery of infancy and childhood, Saunders, Philadelphia
17. Holder TM, Stuber IL, Templeton AW (1972) Sonography as a diagnostic aid in the evaluation of abdominal masses in infants and children. J Pediat Surg 7:532–537
18. Howard ER, Mowat AP (1977) Extrahepatic biliary atresia. Arch Dis Child 52:825–827
19. Huchzermeyer H (1978) Endoskopisch-retrograde Pankreatikographie. In: Die Gastroenterologische Reihe. Bd 7, Kali-Chemie, Hannover, S 59–68
20. Huchzermeyer H (1979) Endoskopische retrograde Cholangio-Pankreatographie bei Kindern und Jugendlichen. Symposium über Endoskopie im Kindesalter. Erlangen 3.–4. 3. 1978. 6. Hannoversches Seminar für Gastroenterologie, Hannover 3. 6. 1978. In: Die Gastroenterologische Reihe. Bd 10, Kali-Chemie, Hannover, S 121–130
21. Huchzermeyer H, Burdelski M, Gebel M (1979) Diagnostische Bedeutung der endoskopischen retrograden Cholangio-Pankreatikografie und der perkutanen transhepatischen Feinnadelcholangiografie beim Cholestase-Syndrom im Kindesalter und Jugendalter. Leber Magen Darm 9:60–64
22. Huchzermeyer H, Gerhard L (1972) Zur Diagnose und Differentialdiagnose von Gallengangsadenomen (Mikrohamartomen) der Leber. Leber Magen Darm 2:227–230
23. Huchzermeyer H, Otto P, Seifert E (1976) Wertigkeit verschiedener diagnostischer Methoden bei kongenitalen Dilatationen der Gallenwege. Leber Magen Darm 6:350–357
24. Hunter FM, Akdamar K, Sparks RD, Reed RJ, Brown CL (1966) Congenital dilatation of the intrahepatic bile ducts. Am J Med 40:188–194

25. Jaeger JH, Kohler JJ, Hollender LF (1973) La dilatation kystique congenitale du choledoque. Acta Chir Belg 2:84

26. Kaplan AA, Traitz JJ, Mitchel SD, Block AL (1961) Percutaneous transhepatic cholangiography. Ann Intern Med 54:856–869

27. Kasai M, Kimura S, Asakura Y, Suzuki H, Taira Y, Ohashi E (1968) Surgical treatment of biliary atresia. J Pediatr Surg 3:665–675

28. Kasai M, Suzuki S (1977) A new operation for "non-correctable" biliary atresia; hepatic-portoenterostomy. Shujutsu 13:733–739

29. Kerr DNS, Harrison CV, Sherlock S, Walker RM (1961) Congenital hepatic fibrosis. Q J Med 30:91–117

30. Klotz D, Cohn BD, Kottmeier PK (1973) Choledochal cysts: diagnostic and therapeutic problems. J Pediatr Surg 8:271–283

31. Krebs H (1954) Zur Pathogenese der Cholelithiasis mit Pankreasbeteiligung im frühen Kindesalter. Monatsschr Kinderheilkd 102:327–330

32. Lagemann K (1970) Die pseudozystische Choledochusdilatation. Fortschr Röntgenstr 113:366–371

33. Lam SK, Wong KP, Chan PK, Ngan H, Todd D, Ong GB (1978) Fatal cholangitis after endoscopic retrograde cholangiopancreatography in congenital hepatic fibrosis. Aust NZ J Surg 48:199–202

34. Lee SS, Min PC, Kim GS, Hong PW (1969) Choledochal cyst. A report of nine cases and review of the literature. Arch Surg 99:19–28

35. Le Naour RJ (1942) Sur un cas tumeur polykistique non parasitaire de foie. (These de Medicine, Paris 1941) Paris These 24

36. Llana-Navaino R, Sotto-Escoba A (1971) Laparoscopic cholangiography in the diagnosis of prolonged icterus of the neonate. Rev Med Chir Mal Foie 46:137–140

37. Longmire WP, Mandiola SA, Gordon HE (1971) Congenital cystic disease of the liver and biliary system. Ann Surg 174:711–726

38. Luska G, Huchzermeyer H, Seifert E, Stender H St (1977) Röntgenologische Kriterien nicht steinbedingter Gallengangsobstruktionen. Fortschr Röntgenstr 126:117–122

39. Lutz H (1978) Ultraschalldiagnostik (B-scan) in der Inneren Medizin, Springer, Berlin Heidelberg New York

40. Marc J, Comte B, Dilhuydy JM, Tavernier J (1973) Pseudo-kyste du cholédoque chez un enfant. J Radiol Electrol Med Nucl 54:379–382

41. McCarthy LJ, Baggenstoss AH, Logan GB (1965) Congenital hepatic fibrosis. Gastroenterology 49:27–36

42. McCollum JPK, Harries JT (1977) Disorders of the pancreas. In: Harries JT (Hrsg), Essentials of Paediatric Gastroenterology. Churchill Livingstone, Edinburgh London New York, pp 335–353

43. Medrano-Heredia J, Schmidt G, Hartmann W, Heckemann R, Eigler FW (1979) Diagnostik und Behandlung der Choledochuszysten. Leber Magen Darm 9:85–93

44. Miederer SE, Lindstaedt H, Siedek M, Franken Th (1978) Endoskopische transpapilläre Spaltung einer Choledochocele. Dtsch Med Wochenschr 103:216–219

45. Nelson R, Hamlyn AH, Lavelle I (1977) Fine needle percutaneous transhepatic cholangiography in the investigation of cholestasis in infancy. J Pediatr Surg 12:727–728

46. Nüesch HJ, Hahnloser P, Fumagalli I, Deyhle P (1973) Endoskopisch-retrograde Cholangiografie: Methode der Wahl zur Diagnose der Choledochuszyste. Dtsch Med Wochenschr 98:2069–2070

47. Oppermann HC, Fahr K (1978) Das Caroli-Syndrom im Kindesalter. Therapiewoche 28:4326–4328

48. Oppermann HC, Fahr K, Feist D (1976) Segmentale intra- und extrahepatische Gallengangsdilatation im Kindesalter. Z Kinderchir 19:171–178

49. Piyachon C, Poshyachinda M, Dhitavat V (1976) Hepatoscintigraphy, arteriography and ultrasonography in preoperative diagnosis of choledochal cyst. Am J Roentgenol 127:520–523

50. Poley JR, Burdelski M (1979) Möglichkeiten der klinisch-chemischen und nuklearmedizinischen Diagnostik des Cholestase-Syndroms beim jungen Säugling. Leber Magen Darm 9:55–59

51. Potter AH (1938) Biliary disease in young subjects. Surg Gynec Obstet 66:604–610

52. Riemann JF, Koch H (1978) Endoscopy of the biliary tract and the pancreas in children, Symposium über Endoskopie im Kindesalter, Erlangen 3.–4. 3. 1978. Endoscopy 10:166–172

53. Rosenfield N, Griscom NT (1975) Choledochal cysts: roentgenographic techniques. Radiology 114:113–119
54. Roy CC, Silverman A, Cozzetto FJ (1975) Pediatric clinical gastroenterology Mosby, Saint Louis
55. Safrany L, Schönleben K, Wittrin G, Rüdiger E (1975) Die Hämobilie. Leber Magen Darm 5:229–234
56. Saito S, Ishida M (1974) Congenital choledochal cyst. Prog Pediatr Surg 6:63
57. Schärli A, Stirnemann H (1967) Traumatische Haemobilie im Kindesalter. Z Kinderchir 1:33–47
58. Schultze-Jena BS (1965) Pankreas. In: Opitz H, Schmid F (Hrsg) Handbuch der Kinderheilkunde, Bd 4 1186–1205 Springer, Berlin Heidelberg New York
59. Schweizer P, Osswald P (1979) Therapie der angeborenen obstruktiven Gallenwegserkrankungen. Leber Magen Darm 9:73–80
60. Seifert G (1956) Die Pathologie des kindlichen Pankreas, Thieme, Leipzig
61. Shallow TA, Eger SA, Wagner FB (1946) Congenital cystic dilatation of the common bile duct; follow-up on previously reported cases and report of additional cases. Ann Surg 123:119–126
62. Siedek M, Käufer C, Clemens W, Stadelmann O, Bücheler E (1974) Kongenitale intrahepatische Gallengangszysten (Caroli M). Leber Magen Darm 4:242–246
63. Sneider SE, Winslow OP (1962) Cholecystitis and cholelithiasis associated with pancreatitis in a child. J Am Med Ass 182:302–303
64. Soehendra N, Werner B (1977) Zur Diagnostik der traumatischen Hämobilie und Bilhämie. Dtsch Med Wochenschr 102:428–430
65. Söderlund S, Zetterström B (1962) Cholecystitis and cholelithiasis in children. Arch Dis Childh 37:174–180
66. van der Spuy S (1978) Biliary ascariasis – endoscopic aspects. S Afr Med J 53:1030
67. van der Spuy S (1978) Endoscopic retrograde cholangiopancreatography (ERCP) in children. Endoscopy 10:173–175
68. Starzl ThE (1976) Liver replacement in children. In Berenberg SR (Hrsg) Liver disease in infancy and childhood. Nijhoff, Den Haag, 97–128
69. Stolkind E (1939) Congenital abnormalities of the gallbladder and extrahepatic ducts; a review of 245 reported cases with reports of 31 unpublished cases. Br J Child Dis 36:115
70. Surgua K, Hirai Y, Nagashima K, Wagai T, Inui M (1969) Ultrasonic echo examination as an aid diagnosis of congenital bile duct lesions. J Pediatr Surg 4:452–456
71. Takita H, Iwanami F (1973) Anomalien der Gallenblase und Gallenwege. In: Demling L (Hrsg) Bd II Klinische Gastroenterologie. Thieme, Stuttgart, 828–832
72. Tearnan RA (1941) Cholecystitis and cholelithiasis in children; report of a case. Illinois Med J 79:418–421
73. Tsuchida Y, Ishida M (1971) Dilatation of the intrahepatic bile ducts in congenital cystic dilatation of the common bile duct. Surgery 69:776–781
74. Tulassay Z, Papp J, Szebeni A, Szücs J, Horváth T (1978) Caroli's disease: Diagnosed by ERCP and ultrasonography. Endoscopy 10:211–214
75. Urakami Y, Seki H, Kishi S (1978) Endoscopic retrograde cholangiopancreatography (ERCP) performed in children. Endoscopy 9:86–91
76. Véghelyi PV (1965) Die extrahepatischen Gallenwege. In: Opitz H, Schmid F (Hrsg) Bd 4 Handbuch der Kinderheilkunde. Springer, Berlin Heidelberg New York 1161–1185
77. Waye JD (1976) Endoscopic retrograde cholangiopancreatography in the infant. Am J Gastroenterol 65:461–463
78. Weitzel D, Beck JD (1974) Ultraschall-Tomografie: eine risikolose und schonende Methode zum Nachweis der angeborenen Choledochuszyste. Klin Paediatr 186:460
79. Weitzel D, Stopfkuchen H, Alzen G (1976) Ultraschall-Schnittbilddiagnostik in der Pädiatrie. Electromedica 3:101
80. Wilenius R (1951) Cholecystitis and cholelithiasis in childhood. Ann Chir Gynaecol 40:135–146
81. Yotuyanagie J (1936) Contributions to the aetiology and pathogeny of idiopathic cystic dilatation of the common bile duct with report of three cases. Gann 30:601–650

6 Rekto-Sigmoideo-Koloskopie

Die endoskopische Untersuchung des Dickdarms wird von Kindern weitaus besser toleriert, als man von den Erfahrungen bei Erwachsenen her annehmen möchte. Bei guter Untersuchungstechnik und Wahl eines geeigneten Untersuchungsgerätes ist die Untersuchung häufig ohne jede Prämedikation möglich. Die Rekto-Sigmoideo-Koloskopie ist somit auch im Kindesalter keine den Patienten unzumutbar belastende Untersuchung. Endoskopische Untersuchungen des Dickdarms sollten daher prinzipiell ohne Narkose vorgenommen werden. Dünnkalibrige Geräte sind bei der Untersuchung des Dickdarmes im Gegensatz zur oberen Intestinoskopie wegen schlechterer Übersichtsverhältnisse und nicht zuletzt auch wegen der erhöhten Perforationsgefahr nicht primär vorzuziehen. Starre Geräte erlauben die Inspektion des Enddarmes bis zum Anfang des Sigma, flexible Fiberglasinstrumente dagegen können, je nach Länge und Untersuchungstechnik, die Inspektion des Kolon bis zum Coecum hin ermöglichen.

6.1 Geräte und Zubehör

6.1.1 Starre Instrumente

Proktoskope und Rektoskope sind besonders zur orientierenden Untersuchung des Analkanals und des Rekto-Sigmoids geeignet. Da behandlungsbedürftige proktologische Krankheitsbilder im Kindesalter sehr selten sind, entfällt meist die Notwendigkeit, mit Proktoskopen zu arbeiten. Die Anwendbarkeit der Rektoskope in Abhän-

gigkeit vom Alter ist in der Tabelle 6.1 dargestellt.

Tabelle 6.1. Geräte für die Rektoskopie im Kindesalter

Gerät	Länge (cm)	Durch-messer (mm)	Geeignet für Kinder ab
Rektoskop			
(Storz)	20	12	1. Monat
	20	16	3. Jahr
	30	20	3.–6. Jahr
(Wolf)	20	12	1. Monat
	25	18	3. Jahr
	30	21	6. Jahr

6.1.2 Flexible Rekto-Sigmoideo-Koloskope

Flexible Endoskope sollten auch im Kindesalter immer dann eingesetzt werden, wenn eine über das Rektum hinausgehende Dickdarmerkrankung zu erwarten ist [3–6, 12, 15, 18, 21].

Der Durchmesser des Gerätes spielt bei der unteren Intestinoskopie nicht die entscheidende Rolle wie bei der oberen Intestinoskopie. Es tritt vielmehr die Forderung nach bestimmten physikalischen Eigenschaften des Instrumentes in den Vordergrund. Es sind dies vor allem: Verwindungssteife des Schaftes, Flexibilität und Krümmungsradius der Gerätespitze. Von diesen Eigenschaften wird das Gelingen der Passage durch das Sigma wesentlich

Tabelle 6.2. Geräte für die Koloskopie im Kindesalter (Auswahl)

Gerät	Arbeits-länge (mm)	Max. äußerer Durch-messer (mm)	Länge der bending-section (mm)	Blick-winkel (°)	Tiefen-schärfe (mm)	Abwinkel-barkeit der Spitze (°)	Instru-mentier-kanal (mm)
TX-7	1100	10,0	35	60	5–100	200 ↕	2,3
(F-7) (ACM)	1050					200 ↔	2,3
F-91-S (ACM)	650	14,5	55	75	5–100	150 ↕	2,3
						150 ↔	
TX-91-R (ACM)	1100	14,5	55	75	5–100	180 ↕	3,0
						180 ↔	
TX-91 (ACM)	1600	14,5	55	75	5–100	180 ↕	3,0
						180 ↔	
GIF-P$_2$	1110	9,0	45	85	8–100	180 ↕	2
(Olympus)						60 ←	
						100 →	
TCF-1S	725	16,0	78	85	8–100	170 ↕	5,0
(Olympus)						140	
CF-MB$_3$	1115	13,5	78	85	10–100	180 ↕	2,8
(Olympus)						160 ↔	
CF-LB$_3$	1865	13,5	78	85	10–100	180 ↕	2,8
(Olympus)						160 ↔	
CF-MB$_3$R	1035	13,6	78	85	10–100	180 ↕	2,8
(Olympus)						160 ↔	
CF-IB (Olympus)	1435	13,6	78	85	10–100	180 ↕	2,8
						160 ↔	
COL-S (Fujinon)	1110	13,0		105°	2–120	180 ↕	2,8
						160 ↔	
FCS-M (Machida)	740	14,5		60	7–45	120 ↕	
						120 ↔	
FCS (Machida)	1830	14,5		60	7–45	120 ↕	
						120 ↔	
Rektosigmo-idoskop nach Otto 7893	750	15,5	80	70	5–00	180 ↕	3,5
						160 ↔	
(Storz 13210)	1250	14,0	90	60	3–00	180 ↕	3,3
						90 ↔	
Sigmoidoskop	950	15,5	80	70	5–00	180 ↕	2,1
(Wolf) 7891						160 ↔	
Koloskop	1700	15,5	80	70	5–00	180 ↕	2,1
(Wolf) 7895						160 ↔	

beeinflußt. Dieser Teil der Untersuchung ist der technisch schwierigste bei der Koloskopie. Die Handhabung des Endoskops wird dabei um so einfacher, je kürzer der Schaft ist [7, 20].

Spezielle pädiatrische Koloskope existieren noch nicht. Die für die pädiatrischen Belange oft unzureichenden Eigenschaften der Normalgeräte in bezug auf Länge und Schaftdicke müssen daher durch die Erfahrung und Geschicklichkeit des Untersuchers ausgeglichen werden. Bei Säuglingen und Kleinkindern sind gastrointestinale Fiberendoskope trotz ihrer unzureichenden Eigenschaften für die Koloskopie zu empfehlen [5, 21]. Ab dem Alter von drei Jahren jedoch können normale Koloskope benutzt werden. Eine Übersicht über die technischen Daten der wichtigsten verfügbaren Koloskope gibt die Tabelle 6.2. Die Anwendbarkeit dieser Geräte in Abhängigkeit vom Alter und von der Indikation wird in der Tabelle 6.3 erläutert.

Tabelle 6.3. Eignung der Koloskope in Abhängigkeit vom Alter und der Indikation

Alter (Jahre)	Instrument	
	Routine-Untersuchung	Operative Endoskopie
<3	GIF-P$_2$ TX-7/F-7	TX-7/F-7
>3	F-91-S	F-91-S
	CF-MB$_3$	CF-MB$_3$
	TX-91-R	TX-91-R
	CF-LB$_3$	CF-LB$_3$
	TX-91	TX-91
	TCF-1-S	TCF-1S
	CF-MB$_3$R	CF-MB$_3$R
	COL-S	COL-S
	CF-IB	CF-IB
	FCS-M	FCS-M
	FCS	FCS
	7893	7893
	13210	13210
	7891	7891
	7895	7895

Die Abbildung 6.1 zeigt die beim jungen Säugling, Kleinkind und Jugendlichen zu erwartenden Größenverhältnisse im Rektum im Vergleich mit den für diese Altersstufen geeigneten Koloskopen. Der Übergang vom Rektum in das Sigma ist beim Kind sehr spitzwinklig. Günstig für eine schmerzfreie Passage ohne Druck auf die umliegenden Organe und den Damm sind daher Geräte mit kurzer „bending section". Instrumente mit langer „bending section", also großem Krümmungsradius, sind bei Kindern dagegen ungünstig. Die Instrumentenspitze hat längst das Sigma erreicht, bevor die „bending section" in ihrer ganzen Länge in den Analkanal eingeführt ist. Dadurch biegt sich das Gerät beim Beugen der Spitze noch außerhalb des Rektums ab. Fixiert man in dieser Situation das Gerät von außen, so drückt die Instrumentenspitze in den Retrosakralraum, der gebogene Anteil in Richtung auf die Blase. Dies führt zu nicht unerheblichen Beschwerden der Kinder. Geräte für die pädiatrische Koloskopie sollten daher einen kurzen Krümmungsradius aufweisen.

6.2 Untersuchungstechnik

6.2.1 Rektoskopie

Vorbereitung. Eine vollständige Reinigung des Enddarmes ist Voraussetzung für eine einwandfreie Beurteilung der Schleimhautoberfläche. Erfahrungsgemäß kann man davon ausgehen, daß die Gabe von einem halben 1 × Klysma salinisch bei Kindern eine vollständige Reinigung des unteren Dickdarmes ermöglicht, wenn dieses etwa ½ h vor der Untersuchung verabreicht wird. Nur sehr unruhige Kinder sollten vor der Untersuchung sediert werden [24, 25] (s. auch Tabelle 2.3).

Lagerung. Säuglinge sind am einfachsten in Steinschnittlage und mäßiger Kopftieflage zu untersuchen. Die Beine des Kindes

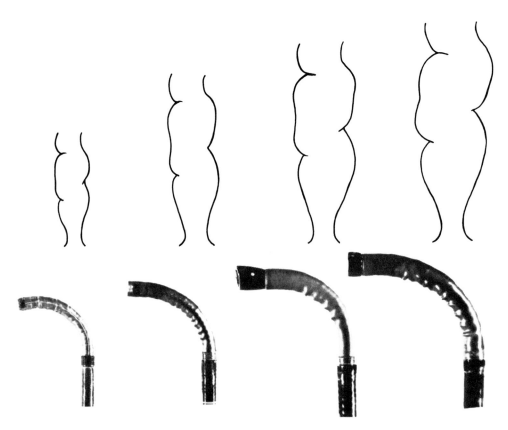

Abb. 6.1. *Schematische Darstellung der Größen-verhältnisse von Rektum und rektosigmoidalem Übergang* beim jungen Säugling (*1. Schema von links*), Kleinkind (*2. Schema von links*), Jugendlichen (*3. Schema von links*) und schließlich Erwachsenen (*4. Schema von links*). Darunter sind maßstabsgerecht die Größen- und Krümmungsverhältnisse der folgenden Geräte: GIF-P_2 (*1. Gerät von links*), TX-7 (*2. Gerät von links*), F-91-S (*3. Gerät von links*) und CFMB-3R (*rechtes Gerät*) abgebildet

werden dabei von einem Helfer gehalten. Größere Kinder lassen sich besonders gut in Kopftief-Beckenhoch-Bauchlage auf dem Rektoskopiestuhl nach EWE untersuchen.

Untersuchung. Jede endoskopische Untersuchung des Enddarmes muß mit einer rektal-digitalen Untersuchung nach vorhergehender Inspektion der Perianalregion beginnen. Nur so lassen sich Fissuren, Fisteln, Perianalekzem oder Perianalabszesse nachweisen [14, 24]. Die rektal-digitale Untersuchung soll zusätzlich Aufschluß über die Funktion des Sphinkters und erste Hinweise auf die Schmerzhaftigkeit der Untersuchung geben. Sie läßt einen Großteil der juvenilen Polypen bereits palpatorisch erfassen [11] und gibt einen ersten Anhalt für die zu erwartenden Schleimhautveränderungen, entweder durch den Palpationsbefund oder durch den Nachweis von Blut oder Schleim am Untersuchungsfinger.

Das Rektoskop wird mit einem Obturator eingeführt. Nach Passage des Analkanals wird dieser entfernt. Bevor der eigentliche Untersuchungsgang beginnt, müssen noch vorhandenes Sekret oder dünnflüssige Fäzes am besten durch Absaugen entfernt werden. Der Verlauf des Sigma wird durch die Kopftieflage so gestreckt, daß die Inspektion bis zu einer Höhe von 15–25 cm möglich wird. Beim weiteren Vorspiegeln können dann Schmerzen durch eine Hebelwirkung des Gerätes zwischen Damm und Os sacrum entstehen. Der Verschluß des distalen Rektoskopendes durch eine Kappe ermöglicht eine vorsichtige Luftinsufflation, die beim Rückspiegeln hilft, das Darmlumen vollständig zu entfalten und somit einer Inspektion zugänglich zu machen. Die Darmwand muß in spiralförmigen Drehungen vollständig eingesehen werden. Pathologische Schleimhautveränderungen werden durch gezielte Biopsien histologisch geklärt [20].

6.2.2 Sigmoideo-Koloskopie

Vorbereitung: Die Sigmoideo-Koloskopie erfordert eine weitergehende Vorbereitung als die einfache Rektoskopie [5, 15, 20, 21]. Die Kinder werden am besten durch die Gabe eines Abführmittels am Tage vor der Untersuchung (z. B. X-Prep: 1 ml/kg Körpergewicht) vorbereitet. Die gleichzeitige Gabe von großen Mengen milchfreier Flüssigkeit ($\approx$ 1 l) ist für einen optimalen Reinigungseffekt wesentlich. Eine halbe Stunde vor der Untersuchung erfolgt eine nochmalige Reinigung der unteren Darmabschnitte durch die Gabe ½–1 l × Klysma salinisch. Die Vorbereitung der Kinder mit einer schlackenfreien Kost über mehrere Tage hat sich nach unseren Erfahrungen als weniger zufriedenstellend erwiesen. Hohe Reinigungseinläufe mit salinischen Lösungen oder große Mengen oral zugeführter Flüssigkeit in Verbindung mit der Gabe von Magnesiumsulfat führen besonders bei kleineren Kindern zu Störungen des Elektrolyt- und Wasserhaushaltes. Sie sind daher nach unseren Erfahrungen wenig geeignet. Gelegentlich können nach Gabe von X-Prep Hautallergien beobachtet werden, die jedoch unter lokaler Behandlung rasch abklingen. Die Gabe von

Cascarasalax ist bei kleinen Kindern wegen Dosierungsproblemen schwierig.

Prämedikation. Die Indikation hierzu ist individuell zu stellen. Vorschläge für eine Prämedikation sind der Tabelle 2.3 zu entnehmen. Bei spastischer Engstellung des Sigma oder Kolons empfiehlt sich die i.v. Gabe von Hyoscin-N-Butylbromid (Buscopan, entsprechend den Vorschlägen von Tabelle 2.3).

Lagerung. Die Koloskopie läßt sich bei Kindern sehr gut in Linksseitenlage bei gleichzeitiger Kopftieflage und Beckenhochlagerung durchführen. Diese Kopftief-, Beckenhochlagerung ist nach unseren Erfahrungen für eine problemlose Passage durch das Sigma besonders wichtig. Diese Form der Lagerung kann auf einem Operationstisch oder einem verstellbaren Endoskopietisch vorgenommen werden (s. Tabelle 1.1 und 2.8). Während der Untersuchung muß häufig umgelagert werden.

Untersuchung. Besonders die unteren Dickdarmabschnitte sollten mit möglichst geringer Luftinsufflation passiert werden [20]. Während der Passage des Gerätes durch das Sigma in das Colon descendens können Schmerzen durch eine Überdehnung des Mesosigma ausgelöst werden. Der Übertritt des Gerätes vom Sigma in das Colon descendens wird durch eine Umlagerung entweder in Rücken- oder Bauchlage, je nach Verlauf der Sigmaschleife, erleichtert. Die unterschiedliche Struktur der einzelnen Darmabschnitte hilft, die Orientierung im Darm auch ohne Zuhilfenahme der Durchleuchtung zu erhalten: So ist das Lumen des Sigma in der Regel rund, während im Colon descendens und im Colon ascendens ein rundlich-dreieckiges Lumen zur Darstellung kommt. Das Colon transversum ist dagegen durch ein spitzwinklig-dreieckiges Lumen gekennzeichnet. Beim Vorwärtsspiegeln sollte insgesamt möglichst wenig Luft insuffliert werden. Dadurch wird das Risiko einer Perforation vor allem bei entzündlich-veränderten Darm reduziert. Es wird aber auch eine schmerzhafte, spastische Engstellung des Darmes verhindert, so daß sich die Untersuchung insgesamt wesentlich leichter durchführen läßt.

Bereits begonnene Endoskopien müssen abgebrochen werden, wenn der Patient nicht mehr zu einer Kooperation zu bewegen ist. Meist wird diese Situation durch erhebliche Schmerzen ausgelöst, die auch durch das Zurückziehen des Gerätes nicht sofort behoben werden können.

Die Koloskopie muß außerdem vorzeitig beendet werden, wenn die Übersicht durch Blut, Schleim oder Darminhalt nicht korrigierbar verlorengeht. In derartigen Situationen ist nicht mehr zu erkennen, ob die Schleimhaut durch den Druck des Gerätes abblaßt. Damit nimmt das Risiko einer Perforation gerade bei entzündlichen Veränderungen des Darmes sprunghaft zu.

Nachsorge. Eine stationäre Beobachtung der Kinder nach Rektoskopie bzw. Koloskopie auch mit Biopsien ist in der Regel nicht erforderlich. Allerdings stellen floride Dickdarmentzündungen mit dem erhöhten Risiko einer u.U. stillen Perforation bereits an sich eine Indikation zur stationären Behandlung dar.

In gleicher Weise empfiehlt sich die eintägige stationäre Beobachtung nach operativ-endoskopischen Eingriffen, wie z.B. nach Polypektomien (s.u.). Beeinträchtigungen durch eine evtl. verabreichte Prämedikation müssen bei Kindern beachtet werden. Die Eltern sind entsprechend aufzuklären (s. Kap. 2.2).

6.3 Besondere Untersuchungstechniken

6.3.1 Koloskopie in Narkose

Die Koloskopie ist unter Narkosebedingung weitaus schwieriger als beim lediglich sedierten oder ohne Medikation unter-

suchten Kind. Die erhöhte Schwierigkeit ist im wesentlichen auf drei Gründe zurückzuführen:

Die Lagerung des Patienten in Links-Seiten- und Kopf-tief-Becken-hoch-Lage, die für die problemlose Passage durch das Sigma wichtig ist, kann unter der Narkose kaum durchgeführt werden. Zusätzlich ist ein häufiges Umlagern des narkotisierten Patienten viel aufwendiger als normalerweise, so daß es meist unterbleibt.

Unter der Narkose tritt eine Darmatonie auf, die bei spitzwinkligem Verlauf des Sigma und bereits normalen Mengen insufflierter Luft zur Abknickung des Darmes führt. Die Passage in höhere Dickdarmabschnitte wird dadurch über Gebühr erschwert.

Die untersuchungstypischen Komplikationen der Koloskopie wie Perforation und Schleimhautlazeration sind wegen der aufgehobenen Schmerzreaktion des Kindes eher möglich. Wenn die Schmerzreaktion als Schutzreaktion ausgeschaltet ist, bleibt dem Untersucher als einziges Warnzeichen das Abblassen der Schleimhaut bei den blinden oder partiell blinden Passagen durch das Sigma.

Trotz dieser höheren Gefährdung der Kinder durch die Narkose kann die Indikation zur Koloskopie in Narkose gegeben sein, wenn nicht-kooperative Kinder untersucht werden müssen und wenn intraoperative Koloskopien erforderlich werden [26].

6.3.2 Operative Endoskopie im Bereich des Kolon

Operativ-endoskopische Eingriffe im unteren Intestinum sind bei Kindern fast ausschließlich Polypektomien. Für Polypektomien bei Kindern gilt ebenso wie bei Erwachsenen die Grundregel, daß derartige Eingriffe nur von erfahrenen Untersuchern mit einem optimalen Gerät vorgenommen werden sollten [4, 5, 8, 9, 13, 20,

21]. Operative Koloskope mit doppeltem Instrumentierkanal können bei Kindern wegen ihrer Dimensionen in der Regel nicht benutzt werden (s. Tabelle 6.2). Die Abtragung und das Bergen der oft großen juvenilen Polypen, um die häufigste Form der Polypen im Kindesalter zu nennen, ist daher technisch mit den normalen Koloskopen oder gar den gastrointenstinalen Fiberendoskopen verhältnismäßig schwierig.

Die Vorbereitung der Kinder auf eine Polypektomie beginnt mit einer sorgfältigen Reinigung des Darmes (s. 6.2). Polypektomien sollten wegen des Tonusverlustes des Darmes unter der Narkose möglichst nur in Sedierung oder gar ohne Prämedikation vorgenommen werden. Eine entsprechende Aufklärung der Kinder über die Vorgänge bei der Polypektomie ist daher besonders wichtig. Die Technik der Polypektomie ist bei Kindern identisch mit der Technik bei Erwachsenen. Die Hauptschwierigkeit besteht darin, Kuppe und Stiel der Polypen durch Umlagerung der Patienten so einwandfrei darzustellen, daß die Schlinge bei guter Übersicht über das Darmlumen optimal angesetzt werden kann [20]. Breitbasige Polypen dürfen wie bei Erwachsenen nicht abgetragen werden. Die Abtragung der Polypen erfolgt mit Hilfe einer Hochfrequenz-Diathermie-Schlinge durch kurzzeitige Impulse mit einem Mischstrom (Röhren-Funkenstrom) analog den bei Erwachsenen üblichen Verfahren [20]. Die erforderliche Stromstärke ist ebenfalls identisch. Das Bergen der Polypen nach der Abtragung erfolgt am einfachsten durch Ansaugen an das Gerät oder durch Extraktion mit Hilfe einer Polypengreifzange [23].

Bei Kindern erfolgt die Nachsorge nach Polypektomien am besten während einer stationären Beobachtung für die Dauer von 36 h. Eine Kontrolluntersuchung der Polypektomiestelle nach etwa 6 Wochen ist zu empfehlen. Multiple Polypen sollten ggf. in mehreren Sitzungen in Abständen von 4–6 Wochen abgetragen werden.

6.4 Indikationen, Kontraindikationen und Komplikationen der Koloskopie

Vom Vorkommen und der diagnostischen Bedeutung her betrachtet, stellen chronisch *entzündliche Dickdarmerkrankungen* die wichtigste Indikation zur Koloskopie im Kindesalter dar. Diese Erkrankungen gehen in der Regel mit charakteristischen Allgemeinsymptomen und chronisch-rezidivierenden Durchfällen mit Schleim- und Blutauflagerungen einher. Patienten mit *Meläna* sind dagegen zahlenmäßig sicher weitaus seltener. Blutauflagerungen auf normalem Stuhl und ohne signifikanten Blutverlust dagegen sind wieder häufiger, vor allem beim Kleinkind zu beobachten (Tabelle 6.4) [2, 4–6, 12, 15, 18, 21].

Aufgrund der technischen Voraussetzungen in den meisten Kinder-Kliniken wird bei Kindern mit chronisch-entzündlichen Dickdarmerkrankungen zunächst nur eine Kontrastmitteldarstellung des Kolon möglich sein. Bei den in der Frühphase der Colitis ulcerosa oder Colitis granulomatosa zu erwartenden *uncharakteristischen Röntgenbefunden* ergibt sich bei diesen Patienten dann die Indikation zur Durchführung einer Koloskopie erst sekundär, um mit Hilfe der endoskopischen und histologischen Diagnostik eine Zuordnung des Krankheitsbildes zu ermöglichen. In gleicher Weise sind Röntgenbefunde bei tiefsitzenden oder sehr kleinen Dickdarmpolypen Anlaß, eine endoskopische Klärung des Befundes herbeizuführen (Tabelle 6.4). Die rektale-digitale Untersuchung eines Kindes mit *Funktionsstörungen* des Dickdarmes wie Obstipation und unklaren Bauchschmerzen ohne Durchfälle und pathologische Stuhlbeimengungen gibt normalerweise so viel Information, daß eine Obstipation auf dem Boden eines idiopathischen Megakolon ohne zusätzliche Untersuchungen diagnostiziert werden kann [14]. Das Kolon irritabile macht bei den Funktionsstörungen des Dickdarms insofern eine Ausnahme, als es sich klinisch

Tabelle 6.4. Indikationen für die Koloskopie

Krankheitbilder	Ziel
Entzündliche Dickdarmerkrankung	Makroskopische und histologische Diagnose Beurteilung von Schweregrad und Ausdehnung
Gastrointestinale Blutung	Nachweis und Lokalisation der Blutungsquelle, evtl. Therapie
Unklare Röntgenbefunde – Verdacht auf Kolitis – Verdacht auf Polyp	Makroskopische und histologische Diagnose, evtl. Therapie (Polypektomie)
Funktionsstörungen – Unklare Bauchschmerzen	Ausschluß bzw. Nachweis einer organischen Ursache, histologische Diagnose
– Obstipation	Ausschluß einer A- bzw. Hypoganglionose, Beurteilung der Ausdehnung
Sonstige Indikationen: Operative Koloskopie (Polypektomie)	Abtragung und Bergung des Polypen, histologische Diagnose, Vermeiden einer Laparotomie
Verlaufskontrolle	Makroskopische und histologische Beurteilung des Behandlungserfolges

und nach den klinisch-chemischen Befunden nicht mit Sicherheit von den Frühformen einer Kolitis unterscheiden läßt. Bei therapieresistenten Formen der Obstipation ergibt sich die Indikation zur Koloskopie schließlich dadurch, daß mit Stufenbiopsien aus allen Abschnitten des Kolons eine Hypo- oder Aganglionose als Ursache der Beschwerden ausgeschlossen werden muß. Manometrische Messungen, die in gleicher Weise Funktionsstörungen des Dickdarmes auf dem Boden einer Hypo- oder Aganglionose diagnostizieren lassen, können nur in hierzu speziell eingerichteten Kliniken durchgeführt werden [26].

Eine besonders wichtige Indikation zur Koloskopie stellt die *Verlaufskontrolle* bei Patienten mit diagnostizierter und behandelter Colitis ulcerosa bzw. Colitis granulomatosa dar. Neben der Einsparung der Strahlenbelastung durch das Vermeiden wiederholter Kolon-Kontrastdarstellungen dieser chronisch-kranken Kinder steht hier die Notwendigkeit im Vordergrund, die Entwicklung eines Karzinoms auf dem Boden einer Colitis ulcerosa, granulomatosa oder adenomatösen Polyposis rechtzeitig zu erfassen [2, 10, 16]. Zusätzlich erlaubt die Koloskopie eine objektive Beurteilung der Änderung des Schweregrades einer Dickdarmentzündung unter der Therapie (Tabelle 6.4).

Bei Kindern mit vermuteten oder bereits röntgenologisch nachgewiesenen *Polypen* erfüllt die Koloskopie zugleich die Aufgabe, nach röntgenologisch (noch) nicht faßbaren Polypen zu suchen. Ohne weitere Belastung der Kinder kann dann in gleicher Sitzung mit der endoskopischen Abtragung der oder des Polypen begonnen werden. Somit kann diesen Kindern eine Laparotomie mit Eröffnung des Darmlumens erspart werden.

Der Einsatz der Koloskopie bei seltenen, *kinderchirurgischen Indikationen* bleibt den hierfür speziell ausgerüsteten Zentren vorbehalten [26].

Tabelle 6.5. Kontraindikationen für die Koloskopie

Allgemeine Kontraindikationen
– Peritonitis

Spezielle Kontraindikationen
– Toxisches Megakolon

Relative Kontraindikationen
– Floride Colitis ulcerosa/granulomatosa
– Hämorrhagische Diathese
– Akute Virushepatitis, HB_s-Antigenämie
– Fehlende Kooperation

Als *Kontraindikationen* für die Durchführung einer Koloskopie gelten das toxische Megakolon bei Colitis ulcerosa oder bei Morbus Hirschsprung sowie die akute Peritonitis (Tabelle 6.5). Eine relative Kontraindikation für die Koloskopie stellen neben akuten Virushepatitiden und HB_s-Antigenämie die floride Colitis ulcerosa und Colitis granulomatosa und hämorrhagische Diathesen dar. Hier sind besonders Patienten mit Hämophilie zu nennen, bei denen es leicht zu Spontanblutungen aus der Schleimhaut kommen kann, die mit klinischen Methoden nicht von einer Blutung aus Dickdarmpolypen abgegrenzt

werden können. Während der akuten Blutung bei Patienten mit hämorrhagischer Diathese sind röntgenologische Untersuchungsmethoden wenig aufschlußreich. Die zur Behandlung der akuten Blutung ohnehin erforderliche Substitution der Patienten sollte daher zur Durchführung einer Koloskopie genutzt werden.

Komplikationen der Koloskopie (Tabelle 6.6) sind Perforationen, Schleimhauteinrisse und intramurale Schleimhautblutungen [17, 22]. *Perforationen* werden vor allen Dingen im Bereich des rekto-sigmoidalen Übergang beobachtet. Die Zahl der im Kindesalter durch Koloskopien verursachten Perforationen des Dickdarmes sind insgesamt sehr gering [5, 12]. Dennoch muß mit der Gefahr einer solchen Komplikation vor allem bei entzündlichen Dickdarmerkrankungen im floriden Stadium oder aber bei der operativen Koloskopie gerechnet werden, wobei die operative Koloskopie im Bereich des Dickdarmes im wesentlichen der Polypektomie gleichzusetzen ist.
Die Perforationsgefahr bei Polypektomien ist entweder an der Basis oder aber an der Kontaktstelle des Polypen mit der umgebenden Schleimhaut gegeben. Gefürchtet

Tabelle 6.6. Komplikationen bei der Koloskopie

Art der Komplikation	Lokalisation
Allgemeine Komplikationen: – Durch Narkose-Prämedikation	./.
Extrapyramidalsymptomatik – Koordinationsstörung – Atemdepression	
Untersuchungstypische Komplikationen: – Perforation	1. Rektum-Sigma 2. Kolon: Bei entzündlichen Darmerkrankungen; Polypektomien
Schleimhautlazeration	Gesamtes Kolon
Intramurale Blutung	Gesamtes Kolon
Sigmavolvulus: Nach der Koloskopie	

ist vor allem die stille Perforation, die erst spät klinische Zeichen der Peritonitis bzw. Sepsis aufweist [20]. *Schleimhautlazerationen* und *intramurale Blutungen* kommen wesentlich häufiger vor [17]. Sie stellen aber keine schwerwiegende Komplikation der Koloskopie dar. Eine zusätzliche Komplikationsmöglichkeit stellt der *Sigmavolvulus* nach Durchführung einer Koloskopie dar [19]. Diesen verhältnismäßig seltenen untersuchungstypischen Komplikationen steht eine weitaus größere Zahl allgemeiner Komplikationen gegenüber. Diese werden wie bei der oberen Intestinoskopie durch die Nebenwirkung der zur Prämedikation genutzten Medikamente oder der Narkosemittel verursacht. Um die Zahl der Komplikationen insgesamt möglichst gering zu halten, sollte daher die Koloskopie bei Kindern ohne Prämedikation und ohne Narkose durchgeführt werden.

Literatur

1. Ament ME (1975) Inflammatory disease of the colon: Ulcerative colitis and Crohn's colitis. J Pediatr 86:332–334
2. Blaeker F, Schäfer KH, Lassrich MA (1978) Colitis ulcerosa and Colitis granulomatosa im Kindesalter. Monatsschr Kinderheilkd 126:411–418
3. Bohlmann TW, Katon RM, Lipshutz GR, McCool MF, Smith FW, Melnyk CS (1977) Fiberoptic pansigmoidoscopy. An evaluation and comparison with rigid sigmoidoscopy. Gastroenterology 72:644–649
4. Burdelski M, Lücking Th, Seifert E (1975) Über die Bedeutung der Coloskopie in der Beurteilung von Dickdarmerkrankungen im Kindesalter. Monatsschr Kinderheilkd 123:434–435
5. Burdelski M (1978) Endoscopy in pediatric gastroenterology. Eur J Pediatr 128:33–39
6. Burdelski M (1980) Bedeutung der Endoskopie in der gastroenterologischen Diagnostik, in: Ewerbeck H (Hrsg) Paediatrie: Weiter- und Fortbildung: Gastroenterologie (Grüttner R, Redaktion). Springer, Berlin Heidelberg New York
7. Carter HG (1978) Routine office use of the 60 cm flexible fiberoptic colonoscope. Dis Colon Rectum 21:101–103
8. Classen JN, Martin RE, Sabagal J (1975) Iatrogenic lesions of the colon and rektum. South Med J 68:1417–1428
9. Daum F, Zucker P, Boley SJ, Bernstein LH (1977) Colonoscopic polypectomy in children. Am J Dis Child 131:566–567
10. Devroede GJ, Taylor WF, Sauer WG, Jackman RJ, Stickler GB (1971) Cancer risk and life expectancy of children with ulcerative colitis. N Engl J Med 285:17–21
11. Franklin R, McSwain B (1972) Juvenile Polyps of the Colon and Rectum. Ann Surg 175:887–891
12. Gans StL, Ament M, Christie DL, Liebman WM (1975) Pediatric endoscopy with flexible fiberscopes. J Pediatr Surg 10:375–380
13. Gleason WA, Goldstein PD, Shatz BA, Tedesco FJ (1975) Colonoscopic removal of juvenile colonic polyps. J Pediatr Surg 10:519–521
14. Greenberg LW (1974) The rectal examination. A reminder of its importance. Clin Pediatr (Phila) 13:1029–1030
15. Liebman WM (1977) Fiberoptic endoscopy of the gastrointestinal tract in infants and children. II. fiberoptic colonoscopy and polypectomy in 15 children. Am J Gastroenterol 68:452–455
16. Lightdale CJ, Sternberg StS, Posner G, Sherlock P (1975) Carcinoma complicating Crohn's Disease. Am J Med 59:262–268
17. Livstone EM, Cohen GM, Troncale FJ, Touloukian RJ (1974) Diastatic serosal lacerations: An unrecognized complication of colonoscopy. Gastroenterology 67:1245–1247
18. Lux G, Roesch W, Phillip J, Frühmorgen P (1978) Gastrointestinal fiberoptic endoscopy in pediatric patients and juvenils. Endoscopy 10:158–163
19. McDonald CC, Boggs HW jr (1975) Volvulus of the sigmoid colon. South Med J 68:55–58
20. Otto P, Ewe K (1977) Atlas der Rectoskopie und Coloskopie, 2. Aufl. Springer, Berlin Heidelberg New York
21. Rodesch P, Cadranel S, Peeters JP, Cremer N, Cremer M (1976) Colonic endoscopy in children. Acta Paediatr Belg 29:181–184

22. Rogers BH (1975) Letter: serosal lacerations during coloscopy. Gastroenterology 69:276–277
23. Seifert E (1973) Appliances for surgical endoscopy. Endoscopy 5:96–99
24. Vanderhoof JA, Ament ME (1976) Proctosigmoidoscopy and rectal biopsy in infants and children. J Pediatr 89:911–915
25. Vanderhoof JA (1976) Proctosigmoidoscopy and rectal biopsy in children. Pediatr Ann 5:723–732
26. Willital GH, Groitl H, Zeisser F, Riedl A (1977) Fortschritte in der Diagnostik funktioneller Störungen des Enddarms bei Kindern – chirurgische Konsequenzen. Monatsschr Kinderheilkd 125:2–7

7 Erkrankungen und Leitsymptome des distalen Intestinaltraktes

7.1 Angeborene Fehlbildungen

7.1.1 Kolonatresien

Definition. Kolonatresien sind Hemmungsmißbildungen, die sich als diaphragmatische Obstruktionen, langstreckige strangförmige Atresien oder als komplette Trennung von distalem und proximalem Kolon mit zusätzlichem, V-förmigem Defekt des Mesokolon zeigen können. Als Ursache der Atresie werden sowohl das Ausbleiben der Rekanalisation des Intestinallumens als auch intrauterin ablaufende Durchblutungsstörungen oder Entzündungen diskutiert [9, 71].

Vorkommen. Die Häufigkeit der Kolonatresien wird mit 1:15 000–1:40 000 angegeben. Sie ist somit seltener als die anorektale Fehlbildung oder aber die Dünndarmatresie [8]. Bei den Kolonatresien ist im Gegensatz zu den übrigen intestinalen Fehlbildungen die Kombination mit anderen, zusätzlichen intestinalen und extraintestinalen Fehlbildungen eher selten [9].

Diagnose. Bereits unmittelbar nach der Geburt kann die Diagnose bei fehlendem Mekoniumabgang mit aufgetriebenem Abdomen und Erbrechen vermutet werden. Sie ist durch Röntgenuntersuchungen wie der Abdomenübersichtsaufnahme im Hängen, evtl. ergänzt durch einen Kontrastmitteleinlauf mit Gastrografin zu sichern [43]. Endoskopische Untersuchungen sind zu diesem Zeitpunkt wegen der Gefahr der Perforation kontraindiziert. Wenn überhaupt, sollte die Koloskopie nur als Methode zur Beurteilung des Behandlungserfolges nach einer Operation eingesetzt werden, oder ausnahmsweise dann, wenn die differentialdiagnostische Abgrenzung zu primär entzündlichen Dickdarmerkrankungen wie der nekrotisierenden Enterokolitis oder dem Mikrocolon bei hochsitzendem Mekonium-Ileus ohne Zuhilfenahme endoskopisch-bioptischer Methoden nicht möglich ist [78].

7.1.2 Anorektale Fehlbildungen

Definition. Anorektale Fehlbildungen sind die Folge einer inkompletten Trennung der Kloake im Rektum und Urogenital-Sinus. Sie sind immer mit einer Fehlbildung des Musculus levator ani und der übrigen perinealen Muskulatur verbunden [68]. Man unterscheidet zwischen der häufigeren hohen Rektumatresie mit rekto-urethraler oder rekto-vesikaler Fistel und der weniger häufigen tiefen Rektumatresie mit rektoperinealer Fistel [10].

Vorkommen. Die Häufigkeit der anorektalen Fehlbildung wird mit 1:1 500–1:5 000 angegeben. Sie ist somit häufiger als die Kolonatresie, allerdings seltener als die Dünndarmatresie. 20–60% der Kinder mit anorektaler Fehlbildung weisen eine Assoziation mit Fehlbildungen der Wirbelsäule, des Anus, der Trachea, des Ösophagus, der Nieren und des Radius („Vater-Assoziation") oder Chromosomenanomalien auf [70].

Symptome. Die klinischen Symptome sind abhängig von der Lokalisation der Fistelmündung bzw. der Größe der Fistel. Bei kleinen Fistelmündungen steht die Obstruktion im Vordergrund, die einem tiefsitzenden Dickdarmverschluß gleichkommt und eine rasche Operation zur Entlastung des überdehnten Dickdarmes erfordert. Bei den übrigen Kindern fällt das Fehlen des Afters mit verdeckter oder sichtbarer Mündung der Fistel im Perianal- oder Urogenitalbereich auf.

Diagnose. Die Diagnose ist oft mit einer sorgfältigen Inspektion und Sondierung der Fistelmündung möglich [10]. Allerdings sollte vor einer meist jenseits des Neugeborenenalters durchzuführenden Korrekturoperation die anatomische Situation eindeutig geklärt werden. Als Methoden zur Klärung dieser Situation haben sich dabei neben der Radiologie inzwischen auch endoskopische Untersuchungsmethoden und zwar sowohl die Urethro-Zystoskopie als auch die Koloskopie als hilfreich erwiesen [10].

7.1.3 Aganglionäres Megakolon

Definition. Das kongenitale, aganglionäre Megakolon zeichnet sich durch ein vollständiges Fehlen der intramuralen, autonomen parasympathischen Ganglienzellen im Plexus submucosus und Plexus myentericus aus [44]. Die Ursache des Fehlens der Ganglienzellen ist bisher nicht bekannt. Die intramurale Wanderung der Ganglienzellen von kranial nach kaudal wird gestört, so daß je nach Zeitpunkt des Eintretens dieser Schädigung ein mehr oder minder langes aganglionäres Segment resultiert. Das aganglionäre Segment ist funktionell atretisch, der prästenotische Darmabschnitt dilatiert. Dieser kann entweder eine normale oder verminderte Anzahl von Ganglienzellen aufweisen [44].

Vorkommen. Das aganglionäre Megakolon ist Ursache für etwa 20–25% aller neonatalen Obstruktionen im Bereich des Intestinums. In den meisten Fällen sind so-

wohl Rektum als auch Sigma aganglionär [24].

Symptome. Die klinischen Symptome variieren je nach Ausdehnung des aganglionären Segmentes. Unmittelbar nach der Geburt der normalerweise normotrophen Neugeborenen kommt es oft zu galligem Erbrechen. Das Abdomen ist aufgetrieben, die Atmung bei einem ausgeprägten Zwerchfellhochstand beeinträchtigt. Charakteristischerweise geht kein Mekonium ab. Bei anderen Kindern wiederum kann sich ein aganglionäres Megakolon 3–4 Tage nach der Geburt mit einer hartnäckigen Obstipation manifestieren, die rasch die Symptome eines tiefsitzenden Dickdarmverschlusses annehmen kann. Bei älteren Kindern schließlich ist der rektal-digitale Untersuchungsbefund mit einer engen, leeren Ampulle bei chronischer und therapieresistenter Obstipation der entscheidende klinische Hinweis auf eine Spätmanifestation des M. Hirschsprung. Kinder mit Aganglionose des Kolon sind vor allem durch das Auftreten des toxischen Megakolon bei Enterokolitis gefährdet. Diese sich oft innerhalb von Stunden entwickelnde Komplikation kann in jeder Phase der Erkrankung, also prä- aber auch postoperativ auftreten. Besonders gefährdet sind diesbezüglich Neugeborene. Die Mortalitätsrate von 20–25% der Kinder in der Neugeborenenperiode ist im wesentlichen auf diese Komplikation zurückzuführen [24, 28].

Diagnose. 60–70% der Patienten weisen so charakteristische klinische Symptome in der Neugeborenenperiode auf, daß die Diagnose klinisch gestellt werden kann. Folgende klinische Symptome müssen Anlaß sein, einen Morbus Hirschsprung auszuschließen oder nachzuweisen:
Ein enges, leeres Rektum mit schwallartiger Entleerung von dünnflüssigem, übel riechendem Stuhl mit fetzigen Beimengungen nach der *rektal-digitalen Untersuchung.* Zusätzliche diagnostische Informa-

tion bringt beim Neugeborenen und jungen Säugling eine *Abdomenübersichtsaufnahme* im Hängen, die eine erhebliche Überdehnung des Dickdarmes und auch Dünndarms zeigt. Mit diesen Befunden stellt sich im Neugeborenenalter unabhängig von der endgültigen Sicherung der Diagnose die Indikation zu einer Entlastungsoperation. Diese Sicherung der Diagnose muß durch eine *Rektumbiopsie* mit dem histochemischen Nachweis von Azetyl-Cholinesterase positiven Fasern in der Spezialfärbung nach Meier-Ruge geführt werden. Eindeutige, die Erkrankung beweisende röntgenologische Befunde beim *Kontrasteinlauf* können beim jungen Säugling noch fehlen [59]. Der charakteristische Kalibersprung zwischen dem engen, aganglionären und dem überdehnten, prästenotischen Dickdarmabschnitt wird bei Neugeborenen nur von sehr erfahrenen Untersuchern in 80–90% der Fälle nachgewiesen [41]. Ergänzend kann die *anorektale Manometrie* pathologische Druckwerte zeigen. Im Neugeborenenalter schränken jedoch falsch positive und falsch negative Ergebnisse die Bedeutung dieser Methode ein [1].

Endoskopischer Befund. Die Rektumbiopsie zum Nachweis der Aganglionose wird normalerweise erst nach einer Entlastungsoperation durchgeführt. Im Alter von ½–1 Jahr stellt sich dann meist die Indikation zur Korrekturoperation. Die Rektumbiopsie kann entweder als Saugbiopsie oder aber durch das Rektoskop als gezielte Biopsie durchgeführt werden. Bei ausgedehnten aganglionären Segmenten sind präoperative Stufenbiopsien aus dem Kolon von entscheidender Bedeutung, um die Grenze zwischen normaler und pathologischer Ganglienzelldichte zu erfassen. Für diese Untersuchung bietet sich die Koloskopie mit flexiblen, dünnkalibrigen Fiberendoskopen an.

Zunächst wird über den Anus praeter eine Koloskopie nach proximal durchgeführt. Die Schleimhaut sollte zu diesem Zeitpunkt unauffällig sein. Es müssen dann aus der Schleimhaut Stufenbiopsien entnommen und getrennt für die Bestimmung der Cholinesteraseaktivität asserviert werden. Im nächsten Schritt muß dann nach distal koloskopiert werden. In diesem Darmabschnitt sind u.U. noch sekundär entzündliche Veränderungen zu finden, meist Erosionen in schmierig entzündlich veränderter Schleimhaut oder aber eine vulnerable, granuläre Schleimhaut.

Bei einem toxischen Megakolon sind endoskopische und röntgenologische Untersuchungen kontraindiziert.

In der Nachsorge bereits operierter Patienten hat die Endoskopie neben der Röntgenkontrastmitteluntersuchung in Form des Kontrasteinlaufes und neben der Manometrie ihre Bedeutung [60, 76]. Es gilt besonders bei unbefriedigendem postoperativen Verlauf mit Hilfe der Koloskopie die Grenze zwischen normaler und pathologischer Ganglienzelldichte zu erkennen. Sie schafft somit die Grundlage für die Entscheidung für oder gegen eine zweite Korrekturoperation.

Differentialdiagnose. Darmatonien können bei schwerkranken Neugeborenen ein ähnliches Krankheitsbild verursachen wie das aganglionäre Megakolon. Insbesondere können Frühgeborene mit Darmatonie durch fehlenden Mekoniumabgang auffallen. Differentialdiagnostisch ist hier wichtig zu wissen, daß Kinder mit Morbus Hirschsprung in der Regel normotroph sind. Bei den übrigen schwersten Allgemeinerkrankungen des Neugeborenen wie Sepsis oder Herzinsuffizienz sind die Symptome der Grunderkrankung meist so eindeutig, daß keine differentialdiagnostischen Schwierigkeiten über längere Zeit bestehen sollten.

7.2 Entzündliche Darmerkrankungen

7.2.1 Akute Kolitis

Definition. Die akute Kolitis ist eine entzündliche, nur selten protrahiert verlaufende Dickdarmentzündung. Sie betrifft Mukosa und Submukosa. Die Ausdehnung der Erkrankung ist unterschiedlich. Sie kann isoliert, aber auch im Zusammenhang mit einer Enteritis auftreten.

Vorkommen. Akute Enterokolitiden sind im Rahmen von bakteriologischen, viralen und parasitären Erkrankungen im Kindesalter verhältnismäßig häufig. Zunehmend wird ein Zusammenhang zwischen Breitband-Antibiotika-Behandlung und dem Auftreten der pseudomembranösen Enterokolitis beobachtet [39, 67]. Andere Ursachen der akuten Dickdarmentzündung können Allergien [32], chemisch-toxische Schädigungen nach Laxantien- oder Zytostatika-Gabe und schließlich mechanische Ursachen bei Obstipation sein.

Symptome. Im Vordergrund der Beschwerden stehen Durchfälle, die meist mit Schleim in Form von fetzigen Beimengungen einhergehen. Hinzu kommen oft krampfartige Bauchschmerzen. Blutige Durchfälle werden nur selten beobachtet.

Diagnose. Die akute Kolitis wird in der Regel klinisch diagnostiziert. Endoskopische Untersuchungen sind jedoch bei primär blutiger Diarrhö ohne Erreger-Nachweis oder aber bei protrahiertem Krankheitsverlauf indiziert.

Endoskopischer Befund. Bei der Rektoskopie oder Koloskopie erkennt man eine ödematös-entzündlich veränderte Schleimhaut mit unregelmäßig zersplitterten Spiegelreflexen, Verlust der Gefäßzeichnung und erhöhter Vulnerabilität. Oft ist die Schleimhaut von einem schmutzig-grünlichen Belag bedeckt, unter dem sich Erosionen und kleine Ulzerationen nachweisen lassen. Die Erkrankung dehnt sich kontinuierlich vom Rektum bis in die höher gelegenen Dickdarmabschnitte, meist jedoch nur ins Sigma, aus.

Differentialdiagnose. Bei protrahierten Verlaufsformen muß eine erweiterte Diagnostik zum Ausschluß einer Colitis ulcerosa und Colitis granulomatosa vorgenommen werden. Gerade junge Patienten mit protrahiertem Verlauf einer akuten Kolitis lassen oft keine eindeutigen radiologischen, endoskopischen und auch histologischen Kennzeichen der Colitis ulcerosa oder der Colitis granulomatosa erkennen. Diese Formen der Kolitis sind definitionsgemäß nicht-klassifizierbare Kolitiden [61], bedürfen aber besonders sorgfältiger Nachkontrollen, um dann doch entweder der Colitis ulcerosa oder der Colitis granulomatosa zugeordnet werden zu können. Die Bedeutung der endoskopischen Verlaufskontrollen beim eigenen Patientengut wird aus Tabelle 7.1 ersichtlich.

Neben der Colitis ulcerosa oder Colitis granulomatosa müssen auch seltene Erkrankungen wie die Kolitis bei Purpura Schoenlein Henoch, die Kolitis bei hämolytisch-urämischem Syndrom oder die Kolitis bei Kollagenosen in Erwägung gezogen werden [6, 59]. Diese Diagnosen lassen sich nur durch eine gezielte Anamnese, klinische, klinisch-chemische, immunologische, röntgenologische und schließlich endoskopisch-bioptische Untersuchungen stellen [Tafel II.1[1] und II.2].

7.2.2 Colitis ulcerosa

Definition. Die Colitis ulcerosa ist eine entzündliche Dickdarmerkrankung bislang unklarer Genese. Die Entzündung erfaßt in der Regel die Mukosa und Submukosa. Die Erkrankung beginnt charakteristischerweise im Rektum und dehnt sich im weiteren Verlauf kontinuierlich auf die höher gelegenen Dickdarmabschnitte aus [3, 61].

---

1 Tafel II, Abb. 1–9, s. S. 126–128

Tabelle 7.1. Änderung der Diagnose durch endoskopisch-bioptische Verlaufskontrollen (Stand: Juli 1979)

Ursprüngliche Diagnose	n	Diagnose	n
Verdacht auf M. Crohn	9	M. Crohn	5
		Verdacht auf M. Crohn	4
Nicht klassifizierbare Kolitis	26	M. Crohn	6
		Nicht klassifizierbare Colitis	20
Colitis ulcerosa	24	M. Crohn	1
		Colitis ulcerosa	23

Vorkommen. Die Colitis ulcerosa nimmt sowohl bei Erwachsenen als auch bei Kindern absolut an Häufigkeit zu [7]. 15–25% der Patienten mit Colitis ulcerosa erkranken vor Erreichen des 20. Lebensjahres [7, 31]. Die Häufigkeit der Colitis ulcerosa neben den anderen chronisch-entzündlichen Dickdarmerkrankungen in unserem Patientengut ist in Abb. 7.1 dargestellt. In der Altersgruppe der Kinder bis zu sechs Jahren sind verhältnismäßig wenig chronisch-entzündliche Dickdarmerkrankungen vertreten. Am häufigsten ist hierbei noch die erosive Proktitis. Daneben gibt es bereits eine große Zahl von Kindern mit nicht-klassifizierbarer Kolitis. In der Altersgruppe der Kinder zwischen 6 und 12 Jahren nimmt die Gesamtzahl der Erkrankungen zu. Am häufigsten ist in dieser Altersgruppe die Colitis ulcerosa vertreten. In der Altersgruppe der Kinder über 12 Jahre tritt die Colitis ulcerosa im Vergleich zur jetzt besonders häufigen Colitis granulomatosa in den Hintergrund. Statistisch wurde die Häufigkeit von Neuerkrankungen an Colitis ulcerosa pro Jahr auf 3–7/100 000 Einwohner berechnet, die der Colitis granulomatosa lediglich auf 0,8–1,8 [7]. Nach unseren Erfahrungen ist aber, zumindest für das Kindesalter, die Zahl der Patienten mit Colitis ulcerosa eher zu hoch und die Zahl der Patienten mit Colitis granulomatosa eher zu niedrig angesetzt [5, 45].

Symptome. Die klinische Symptomatik der Colitis ulcerosa wird vom Schweregrad und Ausdehnung der Dickdarmentzündung bestimmt. In der *Frühphase der Erkrankung*, besonders häufig im Kindesalter, finden sich meist nur oberflächliche Schleimhautläsionen, die überwiegend in den unteren Dickdarmabschnitten lokalisiert sind (Tabelle 7.2). Entsprechend haben diese Kinder meist Durchfälle mit Blut- und Schleimauflagerungen. Sie klagen außerdem über krampfartige Bauchschmerzen [7, 64]. Weniger häufig sind im Kindesalter Abgeschlagenheit, Gewichtsverlust. Fieber wird nur selten beobachtet.

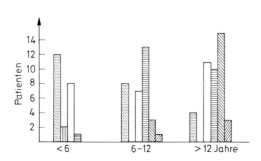

Abb. 7.1. *Häufigkeitsverteilung* der chronischen erosiven Proktitis (▥), der lymphoiden follikulären Hyperplasie (▥), der nicht-klassifizierbaren Kolitis (□), der Colitis ulcerosa (▤) und der Colitis granulomatosa (▨) sowie der Patienten mit Verdacht auf Colitis granulomatosa (▨) in den Altersgruppen unter 6, 6–12 und über 12 Jahre

Bei *schweren Verlaufsformen* finden sich tiefergreifende Läsionen wie Ulzera und konfluierende Erosionen, die sich über

Tabelle 7.2. Beteiligung von Rektum, Sigma und Colon descendens bei Kindern mit M. Crohn (n = 22). Colitis ulcerosa (n = 22) und nicht-klassifizierbarer Kolitis (n = 26) (Stand: Juli 1979)

Lokalisation	M. Crohn + Verdacht auf M. Crohn	Colitis ulcerosa	Nicht-klassifizierbare Kolitis
Rektum	10/22	22/22	8/26
Sigma	21/22	22/22	20/26
Colon descendens	16/22	13/22	16/26

größere Dickdarmabschnitte ausdehnen. Entsprechend sind Allgemeinsymptome wie Fieber, Gewichtsabnahme und Abgeschlagenheit deutlich stärker ausgeprägt. Typisch sind häufige Durchfälle mit zerhacktem, dünnflüssigem Stuhl, dem Blut, Eiter und Schleim beigemengt sind [7, 74]. Charakteristisch für das Kindesalter ist ein zunächst wechselnd ausgeprägter klinischer Verlauf, mit nicht selten spontanen Remissionen [7, 59]. Andererseits ist aber auch ein Übergang zur *subakut-chronischen Verlaufsform* möglich. In dieser Phase der Erkrankung ist die Zahl der Stühle rückläufig, es werden bis zu 2–4breiige Stühle mit Schleim- und Blutbeimengung abgesetzt.

Zunehmend häufig wird auf Beschwerden durch extra-intestinale Manifestationen der Colitis ulcerosa gerade im Kindesalter hingewiesen [7, 64]. Als typische Begleiterkrankungen werden chronische Hepatitis, Arthritis, Iritis und Erythema nodosum angegeben. Auffallend häufig sind bei Kindern mit Colitis ulcerosa psychosoziale Spannungen und neurotische Persönlichkeitsentwicklungen beschrieben worden [64].

Diagnose. Zur Sicherung der Diagnose Colitis ulcerosa in der Frühphase ist keine Untersuchungsmethode so aufschlußreich wie die Rekto-Sigmoideoskopie mit gezielten Schleimhautbiopsien. Bereits in der Initialphase der Erkrankung sind eindeutige endoskopische Veränderungen nachweisbar, die der röntgenologische Diagnostik vor allem wegen der Lokalisation in den unteren Kolonabschnitten entgehen können (Abb. 7.2).

Bei ausgeprägten Formen der Colitis ulcerosa liefern dagegen sowohl die Röntgendiagnostik als auch die histologische Untersuchung charakteristische und eindeutige Befunde. Bei fulminanten, schweren Verlaufsformen der Colitis ulcerosa sind jedoch koloskopische und röntgenologische Untersuchungen, vor allem Doppelkontrastuntersuchungen des Colons kontraindiziert [55]. Die Rektoskopie reicht in diesen Fällen aber zur Diagnosestellung neben den klinischen Symptomen aus.

Die röntgenologische Diagnostik ergänzt die endoskopischen Befunde durch Aussagen zur Ausdehnung und zum Funktionsablauf [7]. Gerade bei Kindern ist entweder mit den pädiatrischen gastro-intestinalen Fiberendoskopen oder den kurzen Sigmoidoskopen eine vollständige Untersuchung des Dickdarmes nur schwer zu erreichen. Somit hat sich in dieser Altersgruppe die Ergänzung durch beide Untersuchungsmethoden besonders bewährt. Die röntgenologische Diagnostik sollte am besten in Form der Doppelkontrastuntersuchung vorgenommen werden (Abb. 7.2, 7.3 und 7.4).

Endoskopische Befunde. Die Kolitis ulzerosa zeigt ein weites Spektrum von endoskopisch sichtbaren Schleimhautläsionen [3, 14, 55, 61].

In der *Frühphase* der Erkrankung stehen Hyperämie, Ödem und Vulnerabilität der Schleimhaut ganz im Vordergrund. Die Schleimhaut ist glasig, hochrot, der Spiegelreflex durch die nicht mehr glatte Oberfläche zersplittert. Bei tangentialem Lichtauffall erscheint die Schleimhaut granulär, d. h. höckrig verändert (Abb. 7.2), eine Gefäßzeichnung ist nicht zu erkennen. Eine spontane oder durch die Therapie induzierte unterschiedliche Rückbildungstendenz der Läsionen kann dazu führen, daß auch im Kindesalter kurzstreckige, segmental unterschiedlich stark ausgeprägte Läsionen bei der Colitis ulcerosa nachweisbar sind. Allerdings bleibt auch in dem makroskopisch weniger stark veränderten Dickdarmabschnitt histologisch die Kolitis noch nachweisbar.

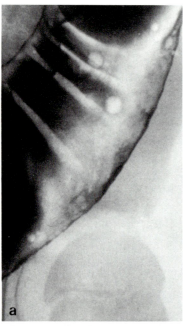

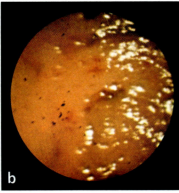

Abb. 7.2a, b. *Colitis ulcerosa.* **a** Unregelmäßige Schleimhautkonturen in der Doppelkontrastdarstellung des Colon descendens und des Sigma. Das Rektum ist durch Überlagerung nicht eindeutig zu beurteilen. **b** Kontinuierlich über die Schleimhaut verteilte, flohsticharfige Erosionen, die teilweise zu unregelmäßig geformten Ulcera konfluieren und somit einer akuten Phase der Colitis ulcerosa entsprechen. (G. Sch., geb. 25. 4. 1968)

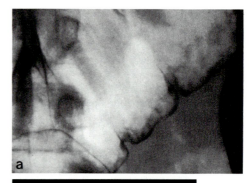

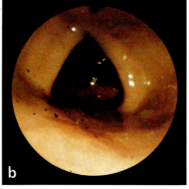

Abb. 7.3a, b. *Colitis ulcerosa in Remission.* **a** Kleine Unregelmäßigkeiten der Schleimhaut im Bereich des Querkolon. Diese Veränderungen sind nicht sicher von Verunreinigungen zu differenzieren. **b** Nachweis von vereinzelten Erosionen in den mittleren Abschnitten des Querkolon, in ihrer Lokalisation den röntgenologischen Veränderungen entsprechend. Histologischer Nachweis einer ulzerierenden Kolitis mit dichtem, entzündlichen Infiltrat, kleinen kompletten und inkompletten Erosionen. (K. R., geb. 13. 12. 1964)

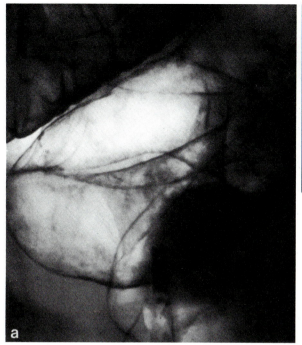
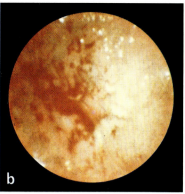

Abb. 7.4 a, b. *Colitis ulcerosa (Rezidiv)*. **a** Feine Wandunregelmäßigkeiten, die mit Hilfe des Doppelkontrastverfahrens dargestellt werden können. **b** Im Bereich des Sigma zahlreiche kleine, oberflächliche Schleimhautdefekte mit Hyperämie, Ödem und Granularität. Deutliche Abnahme der Schwere der Schleimhautveränderungen in den höher gelegenen Darmabschnitten. Histologisch ließ sich eine chronische subakute Kolitis mit Störung der Schleimhautarchitektur nachweisen. (J. Sch., geb. 1.3.1965)

Im akuten Stadium mit *Ulcusbildung* finden sich im Kindesalter überwiegend flohstichartige Erosionen oder zu unregelmäßig geformten Ulzera konfluierende Erosionen. Diese sind diffus über die Schleimhaut verteilt. Das Darmlumen ist von Schleim, Blut oder Schleim-Eiterfäden durchzogen, die Ulzera sind teilweise schmierig belegt, die umliegende Schleimhaut ist hochrot, ödematös und vulnerabel (Abb. 7.4).

Bei den *subakut-chronischen* Verlaufsformen, die therapeutisch nur schwer zu beeinflussen sind, findet sich ein Nebeneinander von Erosionen und unregelmäßig über die Schleimhaut verstreuten, großflächigen Ulzerationen. Die Schleimhaut kann darüber hinaus im Sinne einer Atrophie oder aber im Sinne einer irregulären Hyperplasie verändert sein. Die normale Architektur des Dickdarms ist bei diesen Patienten aufgehoben, das Darmlumen ist durch die neben den akuten Veränderungen ablaufende Vernarbung starr (Tafel II.3).

Die Ausdehnung der Erkrankung korreliert nicht immer mit dem Schweregrad. Die meisten Kinder weisen Veränderungen bis zum Sigma auf, die Zahl der Veränderungen im Colon descendens und im Colon transversum nimmt deutlich ab (Tabelle 7.2). Die Kenntnis der Ausdehnung der Erkrankung ist besonders für die Prognose wichtig [23].

Differentialdiagnose. Die *nekrotisierende Enterokolitis* des Früh- und Neugeborenen wird in der Regel klinisch diagnostiziert.

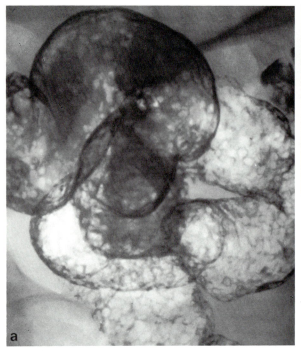

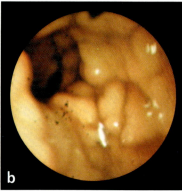

Abb. 7.5 a, b. *Polyposis coli.* **a** Die Doppelkontrastdarstellung des Kolon zeigt, daß die Schleimhaut übersät ist von dicht nebeneinander liegenden, kleinen polypoiden Schleimhauterhebungen. **b** Bereits im Rektum lassen sich endoskopisch dichtstehende und nur vereinzelt etwas ödematös verquollene Rektumschleimhaut freigebende Polypen von etwa 0,3–1 cm Durchmesser nachweisen. In den höher gelegenen Dickdarmabschnitten zusätzlich erheblich entzündliche Veränderungen mit Erosionen und auch kleinen Ulcera. Histologisch Nachweis von adenomatösen Polypen der Dickdarmschleimhaut. (St. Sch., geb. 18.4.1962)

Akute, *bakteriell oder viral* ausgelöste Formen der Kolitis können durch den bakteriologischen oder virologischen Befund erfaßt werden. Die *pseudomembranöse Kolitis* bei mechanischer Obstruktion des Kolon oder nach Antibiotika-Behandlung zeigen ebenso wie die *protrahiert verlaufenden, bakteriell oder viral bedingten Formen* der Kolitis kein sicheres makroskopisch-endoskopisches Unterscheidungsmerkmal zur Colitis ulcerosa. Die *erosive Proktitis* als Sonderform der Colitis ulcerosa ist allein durch den endoskopischen Befund von der Colitis ulcerosa abzugrenzen. Histologisch ergibt sich kein sicherer Unterschied. Allerdings muß bedacht werden, daß sich diese Erkrankung beim Kind im weiteren Verlauf entweder als Colitis ulcerosa oder aber Colitis granulomatosa entpuppen kann.

Eine *Colitis granulomatosa* muß in Erwägung gezogen werden, wenn aphthoide Läsionen, fissurale Ulcera, entweder segmental oder fleckförmig, in normaler Schleimhaut angeordnet sind.

Chronische Verlaufsformen der Colitis ulcerosa mit Pseudopolypenbildung können makroskopisch oft nur schwer von einer *Polyposis* oder polypoiden Läsionen bei der Colitis granulomatosa abgegrenzt werden (Abb. 7.5 und Tafel II.3). Besonders hilfreich für die Differenzierung der Colitis ulcerosa oder der Colitis granulomatosa als häufige Erkrankungen von den seltenen, in ihrer Morphologie oft wenig bekannten Erkrankungen, ist in diesen Fällen die histologische Untersuchung von gezielt entnommenen Schleimhautbiopsien oder mit der Schlinge abgetragener Polypen. So konnten wir bei einem Patienten mit nicht-klassifizierbarer Kolitis histologisch eine Malakoplakie sichern [16].

Bereits im Kindesalter kommt bei den chronischen Formen der alle Dickdarmabschnitte erfassenden Colitis ulcerosa das Risiko der Entwicklung eines Karzinoms zum Tragen [23, 26]. Gefährdet sind Kinder mit einer Pankolitis und chronisch-subakutem Verlauf über Jahre [7, 30]. Die einzige Möglichkeit, ein derartiges Karzinom rechtzeitig zu entdecken, ist bei der fehlenden klinischen Expressivität dieser Komplikation die Koloskopie mit Stufenbiopsien aus allen Dickdarmabschnitten. Kinder mit schwerer Colitis ulcerosa sollten daher in Abständen zwischen einem und anderthalb Jahren koloskopisch kontrolliert werden [7, 61].

7.2.3 Colitis granulomatosa

Definition. Der M. Crohn ist eine entzündliche Darmerkrankung, die sich diskontinuierlich im gesamten Gastrointestinaltrakt unter Bevorzugung des terminalen Ileum und des proximalen Kolon ausbreiten kann. Klinisch zeichnet sich diese Erkrankung durch ihre Neigung zur Bildung von Fisteln und Stenosen aus. Histologisch findet sich eine transmurale Entzündung, die als charakteristisches Merkmal epitheloidzellige Granulome aufweist [61]. Die Genese dieser Erkrankung ist bislang unklar [3, 7].

Vorkommen. Die Häufigkeit des M. Crohn nimmt ständig zu [49]. Es gibt Hinweise, daß diese in Europa und Amerika gleichzeitig beobachtete rasche Zunahme um etwa das zwei- bis dreifache besonders auf die zunehmende Zahl von Jugendlichen und jungen Erwachsenen zurückzuführen ist [45]. In Nottingham wurde eine Prävalenz von 26,5:100 000 Einwohnern errechnet [45]. Ähnliche Werte ergaben sich in Zentralschweden [5]. Um die tatsächliche Häufigkeit des M. Crohn mit der besonders im Kindesalter häufigen, diagnostisch nur schwer zu erfassenden Frühform zu ermitteln, sind prospektive Studien erforderlich. Erste Vorbereitungen zu einer derartigen prospektiven Studie sind aufbauend auf den Erfahrungen einer retrospektiven Analyse im Kindesalter in Vorbereitung [4].

Symptome. Der M. Crohn kann sich entweder als Enteritis, als Enterokolitis oder als Kolitis manifestieren. Bei der ausschließlich auf radiologische und/oder histologische Kriterien aufbauenden Studie der Studiengruppe Morbus Crohn im Kindesalter [4] fand sich bei insgesamt 70 Kindern in 25% der Fälle eine Ileitis terminalis, in 44% der Fälle eine Ileokolitis, in 8,5% eine segmentale Enteritis und schließlich in 7,2% der Fälle eine diskontinuierliche Enteritis.

Entsprechend diesen unterschiedlichen Lokalisationen können die klinischen Symptome der Kinder erheblich variieren, zumal auch unterschiedlich schwere Aktivitätsgrade gerade beim M. Crohn möglich sind.

Bei den in der oben genannten Studie [4] insgesamt erfaßten 105 Kindern waren krampfartige Bauchschmerzen das häufigste Symptom (90%). Ähnlich häufig war mit 84% eine Anorexie. 73% der Kinder hatten Diarrhoen in Form von intermittierenden, schleimigen Durchfällen. Darmblutungen wurden nur bei 33% der Kinder verzeichnet. Bei 37% der Kinder fanden sich perianale Läsionen in Form von Fissuren, Fisteln und Abszessen. Bei 19 von 34 Patienten jenseits des 13. Lebensjahres wurde eine erhebliche Retardierung der körperlichen Entwicklung festgestellt.

Extraintestinale Manifestationen der Erkrankung wurden in Form von Arthritiden (17%), Erythema nodosum (10%), Hepatitis (6%) und Uveitis (3%) nachgewiesen.

Tabelle 7.3. Kriterien der Diagnose M. Crohn

Untersuchung	Hauptkriterium	Symbol	Nebenkriterium	Symbol
1. Röntgen	Stenose	M	Pflastersteinrelief	m
	Wandverdickung	M	Ulzeration (einschl. Spiculae)	m
a) Läsionen	Fistel	M		m
	Pseudodivertikel	M	Exzentrische Läsionen	m
	Intermediärsegment	M	Mesenterialverdickung	
b) Lokalisation	Terminales Ileum	L	Oberes Ileum	l
	Skip-lesions	L	Jejunum	l
	Ileum + Kolon (kontinuierlich) (Ileokolitis)	L	Ileum + ganzes Kolon	l
	Ileum + Kolon segmental	L	Rechtes Kolon	l
	Ileum + linkes Kolon	L		
	Kolon segmental (2 Segmente)	L		
2. Endoskopie				
a) Läsionen	Tiefe, longitudinale Ulzera in normaler Schleimhaut	X	Aphthen/mehrere flache Ulzera in normaler Schleimhaut	x
b) Lokalisation	Normale und pathologische Areale im Wechsel	X	Anale Läsionen (Fistel, tiefe Fissur)	x
			Rektum frei	x

Diagnose. Für den M. Crohn des Erwachsenen wurden eindeutige diagnostische Kriterien erarbeitet[1] (Tabelle 7.3). Eine röntgenologische Diagnose M. Crohn ist nach diesen Kriterien bei der Kombination von zwei Hauptkriterien (MM), bei der Kombination von einem Hauptkriterium und zwei Nebenkriterien (Mmm) und bei der Kombination von einem Hauptkriterium und drei Nebenkriterien (Lmmm) erlaubt. Dabei dürfen Pseudodivertikel und intermediäre Segmente nicht als gültige Kombination von zwei Hauptkriterien betrachtet werden. Die endoskopischen Kriterien erlauben die Diagnose M. Crohn nur dann, wenn zwei Haupt- (XX) oder ein Haupt- zusammen mit zwei Nebenkriterien (Xxx) vorkommen.

Für unsere eigenen Patienten haben wir die Diagnose Colitis granulomatosa nur dann akzeptiert, wenn der endoskopisch eindeutige Befund entweder mit einem eindeutigen Röntgenbefund oder einem eindeutigen histologischen Befund übereinstimmte. Die Kombination von einem sicheren endoskopischen Befund mit einem röntgenologisch oder histologisch fraglichen Befund ergab die Diagnose Verdacht auf Morbus Crohn, ausschließlich fragliche Befunde wurden als nicht-klassifizierbare Kolitis eingestuft. Die Häufigkeitsverteilung der so ermittelten Diagnose der chronisch-entzündlichen Dickdarmerkrankungen in Abhängigkeit vom Alter ist in der Abb. 7.1 dargestellt.
Inwieweit nun diese für eine therapeutische Studie bei Erwachsenen entwickelten Kriterien für die verschiedenen Untersuchungsmethoden tatsächlich ohne Einschränkung auf die Verhältnisse im Kin-

---

1 Multicenter Studie M. Crohn-Protokoll vom 20. 5. 1975, Medizinische Universitätsklinik, 7400 Tübingen

desalter übertragen werden können, steht z.Z. noch nicht fest. Für das Kindesalter muß nach unseren Erfahrungen sicherlich die Summe aller möglichen Informationen zur Diagnose herangezogen werden. Die endoskopische Untersuchung des Dickdarms bietet dabei im Kindesalter als einzige Untersuchungsmethode die Möglichkeit, die Frühmanifestation der Erkrankung mit nur geringen Schleimhautläsionen zu erfassen.

Die diagnostische Aussage von Dickdarmbiopsien wird gerade beim M. Crohn erst durch das Verwenden von normalen Biopsiezangen interessant.

Nach unseren eigenen Erfahrungen sind die Biopsiezangen unter 2,8 mm Durchmesser offensichtlich nicht geeignet, ausreichend große, tiefe Biopsien zu gewinnen. Erst seit Anwendung der normalgroßen Biopsiezangen konnten wir im Rahmen der Verlaufsbeobachtungen unserer Patienten die Zahl der positiven Nachweise von epitheloidzelligen Granulomen erhöhen (Tabelle 7.1).

Endoskopischer Befund. Klinisch kann man bei M. Crohn im Kindesalter drei Phasen unterscheiden: Die *Frühphase* der Erkrankung mit noch unspezifischen, offensichtlich rasch wechselnden Läsionen. Hier ist eine endgültige Diagnose nach den bisherigen Erfahrungen beim Anlegen der oben genannten strengen diagnostischen Kriterien vorerst nicht möglich. Die *akute Phase*, die unterschiedlich schwer ausgeprägt sein kann und schließlich die Phase des *chronischen Verlaufs* mit unterschiedlich langen Intervallen besseren oder schlechteren Befindens oder ständig zunehmender Verschlechterung erlauben schon eher eine eindeutige Diagnose zu stellen.

Die Kolitis bei M. Crohn weist in der *Frühphase* der Erkrankung uncharakteristische Schleimhautveränderungen auf [13, 47]. Das Rektum kann in diese uncharakteristischen Schleimhautveränderungen mit einbezogen sein (Tabelle 7.2). Die Schleimhaut ist ödematös verdickt, die Gefäßzeichnung ist nicht mehr zu erkennen. Die Oberfläche der Schleimhaut weist im schräg auffallenden Licht stark zersplitterte Spiegelreflexe auf, sie ist granulär oder höckrig. In dieser pathologisch veränderten Schleimhaut nun liegen unregelmäßig verteilt, oft auch gruppenförmig angeordnet, flache Schleimhautdefekte mit rötlichem Randsaum (Abb. 7.6 und Tafel II. 4). Diese oberflächlichen Epitheldefekte mit leicht erhabenem, rötlichem Randsaum sind definitionsgemäß Aphthen. Bei Kontakt des Gerätes mit der derart veränderten Schleimhaut kommt es zur Blutung (Abb. 7.6). Diese, nur oberflächlichen Schleimhautläsionen verlieren sich dann, um nach einem mehr oder minder langen, unauffälligen Übergangsstück, erneut wieder aufzutreten („skip areas" und „skip lesions").

In der *akuten Phase* der Colitis granulomatosa zeigt sich eine erhebliche Hyperämie der Schleimhaut in Verbindung mit vermehrter Exsudation, spontaner und bei Kontakt auftretender Blutung und unregelmäßigen, gruppenförmig oder vereinzelt in diese Schleimhaut eingestreuten oberflächlichen Erosionen oder Ulcerationen (Abb. 7.6). Im Einzelfall sind diese morphologischen Kriterien nicht von denen bei akuter Colitis ulcerosa zu unterscheiden. Der einzige Unterschied zur Colitis ulcerosa kann in dieser Phase darin bestehen, daß eine ausgeprägte segmentale Anordnung der Läsionen sichtbar wird. Hinweise auf einen M. Crohn geben sich zusätzlich bei makroskopisch unauffälligem Rektum. Allerdings kann auch in der makroskopisch unauffälligen Rektumschleimhaut häufig bioptisch der Nachweis von epitheloidzelligen Granulomen gelingen [38].

Die *chronische Phase* der Erkrankung ist, abhängig von der jeweiligen Aktivität der Erkrankung, durch ein weites Spektrum von möglichen Schleimhautläsionen gekennzeichnet. So kann man fissurale Ulcera (Tafel II. 5), die längs in makroskopisch

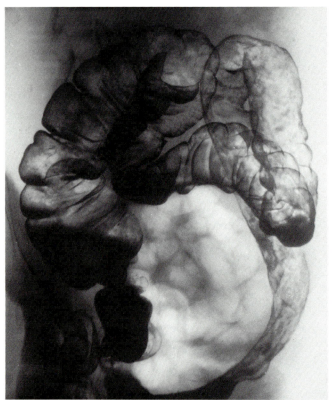

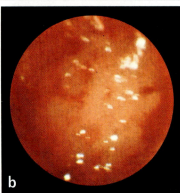

Abb. 7.6 a, b. *Colitis granulomatosa.* **a** Doppel-kontrastdarstellung des Kolon mit Nachweis einer stenosierenden, Wandverdickungen aufweisenden Kolitis im Bereich des C. descendens. **b** Nach unauffälligem Rektum zunehmend schwere Läsionen mit fissuralen Ulcera, Hyperämie, Ödem sowie polypoiden Läsionen. Zusätzlich Stenosierung im Bereich des Colon descendens. Histologisch Kryptenabszesse, z.T. umgeben von breitleibigen Histiozyten, Riesenzellen vom Langhans-Typ. (K.A., 22. 11. 1965)

unauffälliger Schleimhaut angeordnet sind, erkennen. In anderen Fällen sind Stenosen, oft im Bereich des Rektum oder des Sigma, anzutreffen. Beim Vorspiegeln erkennt man vor diesen Stenosen oft erhebliche Schleimhautveränderungen wie in der akuten Phase der Erkrankung, also mit Ulzerationen, Vulnerabilität und Ödem, die die Stenose zusätzlich einengen. Kann diese Stenose mit dem Gerät passiert werden, so ist fast immer eine normale oder deutlich weniger veränderte Schleimhaut jenseits der Stenose nachweisbar. Schließlich können irreguläre Hyperplasien der Schleimhaut in das Lumen ragen. Sie liegen als unregelmäßige Polster in der derben, starren Wand. Die Schleimhaut selbst ist wiederum ödematös verändert, weist gelegentlich aphthoide Läsionen auf (Tafel II.6). Zwischen diesen hyperplastischen Schleimhautbezirken (dem „Pflastersteinrelief") erkennt man gelegentlich fissurale Ulcera.

Neben diesen morphologischen definierten Veränderungen kommt bei der Colitis granulomatosa einem charakteristischen, segmentalen Verteilungsmuster der Läsionen diagnostische Bedeutung zu. Es liegt keine kontinuierliche oder langsam abnehmende Veränderung der Schleimhaut vor, wie sie zum Beispiel bei der Colitis ulcerosa anzutreffen ist, sondern ein abrupter Wechsel zwischen auffällig veränderter und (nahezu) normaler Mukosa (Tafel II.6–II.8). Die meisten Läsionen konnten wir bei den von uns untersuchten Kindern im Colon descendens nachweisen (Tabelle 7.2).

Differentialdiagnose. Endoskopisch fällt die Differenzierung zwischen Colitis ulcerosa und Colitis granulomatosa und der nicht-klassifizierbaren Kolitis um so schwerer, je jünger die Kinder sind. In der Altersgruppe der Kinder unter 12 Jahren fanden wir überwiegend unspezifische Schleimhautveränderungen, wie sie bei allen anderen Formen der Kolitis ebenfalls auftreten können. Verdacht auf das Vorliegen des M. Crohn sollte man in dieser Altersgruppe jedoch dann schöpfen, wenn aphthoide Läsionen in sonst unauffälliger Schleimhaut oder in segmentaler Anordnung vorliegen, oder aber wenn das Rektum makroskopisch unauffällig zu sein scheint. Diesem endoskopischen Befund ist jedoch nur dann Bedeutung beizumessen, wenn die klinische Symptomatik mit der Diagnose M. Crohn in Einklang zu bringen ist. Leider bringt auch in vielen Fällen die ergänzende histologische Untersuchung von Rektum- oder Kolon-Biopsien keine endgültige Diagnose. Dies gilt besondes dann, wenn für die endoskopische Untersuchung pädiatrische gastrointestinale Fiberskope benutzt werden, deren Instrumentierkanal die Verwendung der normalen Biopsiezangen (2,8 mm Durchmesser) nicht zuläßt. Uncharakteristische oder gar normale Röntgenbefunde sprechen in dieser Frühphase des M. Crohn ebenfalls

nicht gegen das Vorliegen einer Colitis granulomatosa. Bei diesen Patienten kann nur durch eine Verlaufsbeobachtung unter Einschluß endoskopischer, röntgenologischer, bioptischer und klinischer sowie klinisch-chemischer Befunde eine endgültige Diagnose erarbeitet werden.

Bei älteren Kindern sind neben den häufigen perianalen Läsionen wie perianale Abzesse, perianale Fisteln und tiefe Analfissuren, die schon bei der klinischen Untersuchung Hinweise geben können, eher *typische endoskopische Merkmale*: fissurale Ulcera und segmentale Kolitis nachzuweisen. Da diese Patienten aber oft bereits vorbehandelt sind, ist der charakteristische endoskopische Befund auch in dieser Altersgruppe nicht immer anzutreffen. Die Diagnose muß auch bei diesen Kindern aus dem Verlauf heraus gestellt werden.

Neben der Diagnose der Art der vorliegenden Kolitis muß die Koloskopie neben den anderen Untersuchungsmethoden Aufschluß über die Ausdehnung und den Schweregrad sowie Komplikationen der Erkrankung geben. Auch im Kindesalter ist bereits mit der Entwicklung eines Karzinoms auf dem Boden einer Kolitis zu rechnen [7, 30]. Diese Karzinome entwickeln sich in dysplastischer Mukosa von Patienten mit chronisch-progredientem Verlauf oder auch mit einer ruhenden Kolitis. Sie sind meist im Rektum-Sigma-Bereich lokalisiert [30]. Aus diesem Grund ist eine regelmäßige koloskopische Verlaufskontrolle aller Patienten mit chronischer Kolitis erforderlich. Die Untersuchungsabstände sind bei Kindern je nach Schwere der Erkrankung zwischen 12 und 18 Monaten zu wählen.

7.2.4 Chronisch-erosive Proktitis

Definition. Es handelt sich um eine streng auf das Rektum begrenzte, chronisch-entzündliche Dickdarmerkrankung. Histologisch dehnt sich die Erkrankung auf Mukosa und Submukosa aus [20].

Vorkommen. Im Vergleich zu den sehr häufigen akuten Entzündungen des Rektums, die durch Bakterien, Viren, Pilze, Protozoen, medikamentös-toxisch oder mechanisch ausgelöst werden können, ist die idiopathische, chronisch-erosive Proktitis beim Kind verhältnismäßig selten [59]. Sie kommt als eigenständiges Krankheitsbild mit günstiger Prognose vor [11, 55], kann aber von der Anfangs- bzw. Abheilungsphase der Colitis ulcerosa oder auch Colitis granulomatosa nur schwer abgegrenzt werden [10, 40].

Symptome. Im Vordergrund der Beschwerden von Kindern mit chronisch-erosiver Proktitis stehen Durchfälle, die meist in Form von breiigen Stühlen mit Schleimauflagerungen, nur selten mit Blutauflagerungen einhergehen. Gelegentlich können auch Bauchschmerzen oder Schmerzen bei der Defäkation auftreten.

Diagnose. Die Diagnose muß endoskopisch gestellt werden. Wegen der Lokalisation der Erkrankung im Rektum ist der Versuch, die Diagnose röntgenologisch zu sichern nicht sinnvoll. Von einigen Autoren wird aber zusätzlich ein absolut unauffälliger Kontrasteinlauf mit der Darstellung des gesamten Kolon für eine eindeutige Diagnose gefordert [20]. Neben dem endoskopischen Befund wird die Diagnose durch den histologischen Befund aus gezielt entnommenen Schleimhautbiopsien untermauert.
Klinisch-chemische Untersuchungen zur Diagnostik dieser Erkrankung haben im Kindesalter allenfalls die Bedeutung, daß durch Normalbefunde die Abgrenzung zur Colitis ulcerosa oder zur Colitis granulomatosa wahrscheinlicher gemacht werden kann.

Endoskopischer Befund. Ähnlich wie bei der Colitis ulcerosa können bei der chronisch-erosiven Proktitis oberflächliche Schleimhautveränderungen zu beobachten sein. Es sind dies Ödem, Vulnerabilität,

Verlust der Gefäßzeichnung und granuläre Schleimhaut mit vermehrter Schleimsekretion. Besonders häufig werden diffus angeordnete, zahlreiche Erosionen vorgefunden, die nur in Ausnahmefällen zu kleinen Ulzerationen konfluieren. Im Gegensatz zur Colitis ulcerosa sind diese Läsionen nur im Rektum vorzufinden. Die übrigen, höher gelegenen Dickdarmabschnitte sind frei.

Differentialdiagnose. Das makroskopische Bild der chronisch-erosiven Proktitis ist identisch mit dem der Colitis ulcerosa in der Anfangsphase, wie sie gerade für das Kindesalter typisch ist. Die Abgrenzung zur Colitis ulcerosa kann lediglich durch den Ausschluß von höher gelegenen Läsionen erfolgen. Da eine erosive Proktitis auf Anhieb weder endoskopisch noch histologisch von einer Kolitis anderer Genese sicher zu unterscheiden ist, sind bei Patienten mit chronisch-erosiver Proktitis Verlaufsbeobachtungen erforderlich, bei denen auch die höher gelegenen Dickdarmabschnitte endoskopisch eingesehen werden müssen. Die Prognose der chronisch-erosiven Proktitis ist günstig, sie heilt im Kindesalter innerhalb von 3–6 Monaten normalerweise aus (eigene Beobachtungen). Die Entwicklung eines Karzinoms auf dem Boden der chronisch-erosiven Proktitis ist bisher nicht beobachtet worden [55].

7.2.5 Lymphofollikuläre Hyperplasie des Kolon

Definition. Die Ansammlung muköser oder submuköser Lymphozyten zu Knötchen von mehr als 1–4 mm Durchmesser wird als lymphofollikuläre Hyperplasie bezeichnet. Bei größeren Knötchen spricht man von einer nodulären lymphoiden Hyperplasie [54, 58].

Vorkommen. Ursache und Bedeutung der lymphofollikulären Hyperplasie speziell im Kindesalter sind noch nicht geklärt. Offensichtlich kann die lymphofollikuläre Hyperplasie entweder als Zufallsbefund erhoben werden oder aber bei Infektionen (vor allen Dingen Lambliasis), Tumoren, Immundefekten, Sarkoidosen, Malakoplakie und schließlich bei Morbus Crohn [12, 59]. Im Kindesalter wurde diese Erkrankung zusätzlich bei unklaren Enteritiden oder Darmblutungen beschrieben [18].

Symptome. Die Symptome der idiopathischen lymphofollikulären Hyperplasie sowohl des oberen als auch des unteren Intestinaltraktes sind uncharakteristisch. Es können so häufige und schlecht definierte Beschwerden wie unklare Oberbauchbeschwerden, chronische Durchfallerkrankung oder aber auch Darmblutungen im Zusammenhang mit der idiopathisch-lymphofollikulären Hyperplasie gesehen werden. Inwieweit der mit generalisierter Lymphknotenschwellung, Hepatosplenomegalie, gehäuften Infekten des Respirations- und Gastrointestinaltraktes einhergehende Immundefekt [48] die gleiche Erkrankung erfaßt, ist z.Z. noch offen.

Diagnose. Die Diagnose ist am einfachsten endoskopisch mit gleichzeitiger histologischer Sicherung durch gezielte Schleimhautbiopsie zu stellen. Die röntgenologische Darstellung besonders der Veränderungen im oberen Intestinaltrakt ist schwierig (s. Kap. 3.13). Im Bereich des Kolon ist der Nachweis der lymphofollikulären Hyperplasie bei Anwendung einer guten Doppelkontrasttechnik möglich [18]. Die Diagnose muß dann durch den entsprechenden endoskopischen und histologischen Befund gesichert werden. Die Assoziation mit einer der oben genannten Erkrankungen ist auszuschließen.

Endoskopischer Befund. Im Bereich des Rektum und Sigma imponieren kleine, warzenförmige Erhebungen in der Schleimhaut. Die Schleimhaut selbst weist unspezifische Zeichen der Entzündung auf, sie ist leicht ödematös verändert, die Gefäßzeichnung ist verloren gegangen, bei tangential auffallendem Licht erscheint die Schleimhaut höckrig. Gelegentlich sieht man kleine Schleimhautdefekte im Sinne von Erosionen in dieser Schleimhaut [18]. Bei der nodulären lymphoiden Hyperplasie des Kolon sind dagegen große, derbe Vorwölbungen in der Schleimhaut zu erkennen. Bei diesen Läsionen ist die umgebende Schleimhaut meist unauffällig. Charakteristischerweise läßt sich die Schleimhaut über diesen Erhebungen gut verschieben.

Differentialdiagnose. Die endoskopische Diagnose lymphofollikuläre Hyperplasie ist unvollständig. Sie muß durch den entsprechenden histologischen Nachweis bestätigt werden. Endoskopisch kann das Anfangsbild einer adenomatösen Polyposis ähnlich aussehen wie die lymphofollikuläre Hyperplasie (Abb. 7.7). Außerdem muß differentialdiagnostisch an das Vorliegen maligner lymphoider Tumoren gedacht werden. Rektoskopisch-koloskopische und bioptische Verlaufsbeobachtungen mit geeigneten Biopsiezangen sind erforderlich [54].

7.3 Funktionelle Dickdarmerkrankungen

Definition. Eine gestörte Wechselwirkung zwischen Psyche, vegetativem Nervensystem und endokrinem System führt zur Störung des normalen Funktionsablaufes besonders des Gastrointestinaltraktes [33].

Vorkommen. Funktionelle Darmerkrankungen zeichnen sich durch ein Muster von Symptomen aus, das mit Mißempfindungen, Erbrechen, Blähungen, Ober- und Unterbauchbeschwerden, Durchfall und Obstipation durchaus auch bei organischen Erkrankungen angetroffen werden kann (s. Kap. 3.6). Bei Kindern ist diese Kombination von Symptomen sehr häufig, die Interpretation der Beschwerden durch die Kinder selbst und durch ihre Angehörigen allerdings sehr variabel. Beim Erwachsenen macht die Zahl der funktionellen Erkrankungen etwa die Hälfte der Patienten einer gastroenterologischen Praxis aus [33].

Symptome. Die Kombination eines der funktionellen Symptome: Mißempfindungen, Bauchschmerzen, Blähungen und Durchfall sowie Erbrechen mit den Zeichen einer Allgemeinerkrankung: Gewichtsabnahme, Leistungsschwäche, Fieber oder ihre Kombination mit pathologischen Stuhlbeimengungen wie Blut oder Schleim müssen Anlaß sein, primär eine organische Ursache der Beschwerden auszuschließen.

Die häufigste funktionelle Störung im Bereich des Dickdarmes ist beim Kind das *Colon irritabile.* Das Prädilektionsalter dieser Funktionsstörung liegt zwischen acht Monaten und drei Jahren [59], jedoch ist auch bei älteren Kindern mit dieser Störung zu rechnen. Diese Kinder leiden unter Tenesmen und setzen häufige, teilweise durchfällige Stühle als Folge einer pathologisch beschleunigten Dickdarmpassage ab. Bei älteren Kindern findet sich eher wie beim Erwachsenen ein Wechsel zwischen Obstipation und Durchfall. Charakteristischerweise wird unter krampfartigen Bauchschmerzen ein schafskotähnlicher Stuhl abgesetzt. Die Tenesmen werden um den Nabel herum lokalisiert. Im Abdomen ist oft eine druckschmerzhafte Walze, meist im Bereich des Sigma zu palpieren. Die Peristaltik ist ausgesprochen lebhaft.

Ohne spastische Komponente beginnt das *idiopathische Megakolon* bei zunächst unauffälligen Kleinkindern mit einer hartnäckigen Obstipation. Aufgetriebenes Abdomen, Appetitlosigkeit und Bauchschmerzen kommen später hinzu, bevor sich schließlich nach einer Latenzzeit von 1–2 Jahren Kotschmieren und Überlaufstühle einstellen.

Diagnose. Das Colon irritabile muß klinisch diagnostiziert werden. Der rektal-digitale Untersuchungsbefund ist bis auf den gelegentlichen Nachweis von Schleim am Untersuchungsfinger unauffällig.

Beim idiopathischen Megakolon hingegen ist der rektal-digitale Untersuchungsbefund charakteristisch. Der After ist kotverschmiert, der After klafft, die Ampulle ist mit derben, in einigen Fällen auch breiigen Stuhlmassen ausgeweitet.

Endoskopischer Befund. Die Kombination von Symptomen einer Funktionsstörung mit den Zeichen einer organischen Störung rechtfertigt eine Rekto-Sigmoideoskopie. Kinder mit Colon irritabile zeichnen sich durch eine oft ausgeprägte Abwehr bei der Untersuchung aus, so daß häufig eine Sedierung erforderlich wird. Der endoskopische Befund entspricht Normalverhältnissen, also regulärer Gefäßzeichnung, die gelegentlich auch in eine Hyperämie mit vermehrter Schleimsekretion übergehen kann. Die Schleimhaut zeigt aber trotz Kontakt mit dem Gerät keine Vulnerabilität. Das Sigma ist häufig spastisch engestellt.

Beim idiopathischen Megakolon ist die Ampulle auffällig weit, die Schleimhaut in bezug auf Gefäßzeichnung und Schleimproduktion unauffällig. Bei schwerer Koprostase können allerdings sekundär-entzündliche Veränderungen entstehen, die sich als Ödem, Vulnerabilität und kleine Schleimhautdefekte zeigen. Die Motilität ist vor allem im Sigma erheblich reduziert.

Differentialdiagnose. Bei Kindern mit chronischer Obstipation, aber leerer und enger Ampulle ohne Einkoten oder bei Kindern mit therapierefraktärer Obstipation muß an eine Sonderform des M. Hirschsprung gedacht werden, die sich durch ein ultrakurzes aganglionäres Segment auszeichnet. Die Aganglionose muß durch Rektumbiopsien histochemisch gesichert werden (s. Kap. 7.1). Akute und chronische Dickdarmentzündungen lassen

118

sich durch ihren charakteristischen endoskopischen und histologischen Befund von den funktionellen Störungen abgrenzen.

7.4 Blutungen

Blutungen aus dem Rektum können bei Kindern zahlreiche Ursachen haben. Aus praktischen Gründen sollte man zwischen leichten Formen mit nur geringem Blutverlust und schweren Formen mit erheblichem Blutverlust und signifikantem Hb-Abfall unterscheiden (Tabelle 7.4). Während die diagnostischen Maßnahmen bei leichten Blutungen im Rahmen der üblichen Routinediagnostik vorgenommen werden können, muß die Ursache schwerer Blutungen dagegen – wegen der Gefährdung der Patienten – als Notfallmaßnahme unmittelbar nach Stabilisierung der Kreislaufverhältnisse geklärt werden.

Ursachen einer *leichten rektalen Blutung* sind neben den sehr häufigen akuten gastrointestinalen Infekten in erster Linie *Analfissuren*. Man sieht diese entweder als alleinige Läsionen z.B. bei der Obstipation oder aber zusammen mit Proktitis und Perianalekzem als sekundäre Läsion. Analfissuren sind definiert als längsverlaufende Einrisse der Analhaut distal der Morgagnischen Falten [33]. Diese Hautdefekte können bis auf die Muskulatur reichen. Beim Erwachsenen laufen die Analfissuren oft in einer Hautfalte aus, der sog. Vorpostenfalte, die im Kindesalter jedoch fast nie anzutreffen ist. Als Restzustände nach Abheilung von tiefen Analfissuren können weiche Hautläppchen im Analkanal zu finden sein. Diese Hautläppchen sind charakteristischerweise weich, ändern beim Pressen Farbe und Größe nicht und lassen sich nicht ausdrücken. Diese „Marisken" sind im Kindesalter am häufigsten Folge von chronischen Analfissuren, beim Erwachsenen findet man sie meist nach Abheilung einer akuten Perianalthrombose.

Hämorrhoiden sind im Kindesalter sehr selten. Äußere Hämorrhoiden gehen vom Plexus hämorrhoidalis inferior aus, sind distal der Haut-Schleimhautgrenze lokalisiert, also ganz von Haut bedeckt. Sie füllen sich bei der Defäkation und lassen sich ausdrücken. Innere Hämorrhoiden sind vom Corpus cavernosum recti ausgehende Gefäße, die ausschließlich von Schleimhaut bedeckt sind. Marginale Hämorrhoiden sind teils von Haut, teils von Schleimhaut bedeckte, von inneren Hämorrhoiden ausgehende Gefäßknoten, die meist ringförmig um den Anus angeordnet sind. Beschwerden bei Hämorrhoiden werden durch ihre Komplikationen wie akute Thrombosierung, Fissuren, Ulzerationen und Proktitis hervorgerufen. Die Blutung bei Hämorrhoiden erfolgt aus der entzündeten und gestauten Schleimhaut.

Blutende *Polypen* sind im Kindesalter meist juvenile Polypen, die überwiegend in den unteren Rektumabschnitten als langgestielte Polypen der Schleimhaut aufsitzen (s. Kap. 7.5). Polypen verursachen normalerweise keine Beschwerden, können aber zur Obstipation führen, wenn sie auf 1–1,5 cm im Durchmesser anwachsen. Bei tiefem Sitz der Polypen können Kuppe oder auch der gesamte Polyp aus dem Analkanal geboren werden und sich spontan amputieren [52].

Blutungen bei *Perianalfisteln* sind stets Folge der mit den Fisteln einhergehenden Proktitis und Fissuren.

Diagnose. Die Ursachen einer leichten rektalen Blutung können allein mit der sorgfältigen Inspektion und Untersuchung des Afters geklärt werden. Die Untersuchung erfolgt am besten in Linksseitslage, die Beine dabei hoch an den Bauch gezogen. Der Damm und die Perianalregion sind so gut zu übersehen. Durch Spreizen der Gesäßfalten wird der Analkanal aufgeweitet und so einer Inspektion zugänglich. Die anschließend durchgeführte rektal-digitale Untersuchung sollte bei Kleinkindern und Säuglingen mit dem kleinen Finger, bei älteren Kindern mit dem Zeigefinger erfolgen. Polypen, Fremdkörper können bei

Tabelle 7.4. Häufigste Ursachen der Rektumblutung im Kindesalter

Leichte Form

Ursache	Stuhlgang	Blut	Begleit-symptome	Häufigkeit
1. Entzündliche Erkrankungen des Gastrointestinaltraktes	Durchfall	Spur	Fieber, Erbrechen	Sehr häufig (Kap. 7.2)
2. Analfissur mit Proktitis ohne Proktitis	Normal Breiig	Spur – geringe Menge	Obstipation Schmerzen bei der Defäkation	Häufig (Kap. 7.4)
3. Kolon-Rektum-Polyp	Breiig	Spur – deutliche Menge	Keine Schmerzen	Häufig (Kap. 7.5)
4. Refluxkrankheit	Normal	Spur	Erbrechen, Dysphagie, Anämie	Selten (Kap. 3.5)
5. Fremdkörper	Normal	Spur	Bauchschmerzen, Schmerzen bei der Defäkation	Selten
6. Hämorrhoiden	Normal	Mäßig	Perianalekzem	Sehr selten (Kap. 7.4)

Schwere Form

Ursache	Stuhlgang	Blut	Begleit-symptome	Häufigkeit
1. Colitis ulcerosa/granulomatosa	Durchfall	Blut Schleim	Allgemein-symptome	(Kap. 7.2)
2. Polyp	Meläna	Blutkoagel	Schock	Mäßig (Kap. 7.5)
3. Meckel-Divertikel		Meläna	Bauch-schmerzen	60% der Patien-ten mit Meckel-Div.
4. Peptische Läsionen		Meläna	Erbrechen, Hämatemesis, Epigastri-scher Schmerz	(Kap. 3.7)
5. Varizenblutung		Blut-erbrechen Meläna	Hepato-/ Spleno-megalie, Hämatemesis	Selten (Kap. 3.10)
6. Chirurg. Erkrankungen, Volvulus, Invagination, Duplikatur		Meläna	Akutes Abdo-men, Palpa-tionsbefund	Selten
7. Hämorrhagische Diathese (Neugeborene, Hämophilie, Sepsis)		Meläna	Extraintestinale Blutung	Bei Hämophilie selten, sonst häufiger
8. Hämangiome		Meläna	Keine Be-schwerden	Selten (Kap. 7.5)

dieser Untersuchung getastet werden. Die Weite, der Tonus des Analsphinkters und die Weite sowie der Füllungszustand der Ampulle können mit dieser einfachen klinischen Untersuchung optimal beurteilt werden. Blut oder Schleim am Untersuchungsfinger sind Hinweis auf pathologische Veränderungen in der Rektumschleimhaut oder Prozessen in den oberen Darmabschnitten, die eine Rekto-Sigmoideo-Koloskopie erforderlich machen [36]. Die *schwere Blutung* aus dem Gastrointestinaltrakt kann sich mit der Entleerung von frischem, also rotem, meist koaguliertem Blutmassen oder von schwarzem, klebrigen, penetrant riechendem „Teerstuhl" äußern. Blutstühle können bei schneller Passage aus Blutungsquellen im oberen Intestinaltrakt, Teerstühle bei einer Verweildauer von mehr als 8 h auch bei unterer Intestinalblutung entstehen. Teerstuhl kann also nicht mit oberer und Blutstuhl nicht mit unterer Intestinalblutung gleichgesetzt werden [33]. Die akute Blutung mit signifikantem Hb-Abfall erfordert eine umgehende Diagnostik nach Stabilisierung der Kreislaufverhältnisse.

Die endoskopische Untersuchung ist bei der Diagnostik der akuten intestinalen Blutung allen anderen Untersuchungsmethoden überlegen [15, 36]. Abgesehen vom Legen einer Magensonde sind die übrigen empfohlenen Untersuchungsmethoden, wie Doppelkontrastuntersuchung von Magen und Dickdarm, die Fluoreszenz-Fadentechnik und die Applikation von Technetium 99 [34, 56] nach unseren Erfahrungen nicht geeignet, sichere Informationen bezüglich der Art und der Lokalisation von Blutungsquellen zu liefern.

Während die obere Intestinoskopie als Notfalluntersuchung ohne spezielle Vorbereitungen durchgeführt werden kann, erfordert die notfallmäßig durchgeführte Koloskopie eine Reinigung des Darmes, da sonst die Sichtverhältnisse eine genaue Betrachtung der Schleimhaut nicht ermöglichen (s. Kap. 6.2). Die endoskopischen Befunde bei akuter Blutung im Rahmen von Colitis ulcerosa, Colitis granulomatosa oder von Dickdarmpolypen werden in gesonderten Kapiteln dargestellt (s. Kap. 7.2 und 7.5). Man erkennt neben den dort beschriebenen charakteristischen Läsionen meist flächenhafte Blutungen aus Ulcera bzw. polypoiden Läsionen.

Stümpfe von spontan amputierten Polypen können ebenfalls erheblich bluten [52]. Differentialdiagnostische Schwierigkeiten können sekundäre Schleimhautveränderungen bereiten, die entweder als unspezifische Proktitis oder als lymphofollikuläre Hyperplasie zur Darstellung kommen.

Bei „chirurgischen" Blutungsquellen, wie Anastomosenblutungen, Volvulus, Invagination, Duplikaturen, ergibt sich die Indikation zur Laparotomie als erste diagnostische Maßnahme meist durch typische klinische Befunde und durch anamnestische Hinweise.

Bei diesen Erkrankungen kann die sonographische Untersuchung des Abdomens wertvolle Hilfe zur Indikationsstellung der Laparotomie leisten.

Die hämorrhagischen Diathesen bei Hämophilie, Sepsis oder Synthesestörung von Gerinnungsfaktoren, sind durch das Auftreten von zusätzlichen extraintestinalen Blutungen in die Haut und die Gelenke oder durch schwere Allgemeinsymptome zu erkennen, so daß sich über die Substitutionsbehandlung hinaus zunächst keine Indikation zu einer gastrointestinalen Diagnostik ergibt [56]. Allerdings muß die Indikation zur Endoskopie gestellt werden, wenn unter der Substitutionsbehandlung die Blutung nicht zum Stehen kommt.

Intestinale Hämangiome können im Kindesalter nicht nur zu Blutungen, sondern auch in seltenen Fällen zu Schmerzen durch Verlegung des Darmlumens führen. Zusätzliche Blutungen bei Koagulopathien oder Thrombopenien sind möglich [2, 66]. Der endoskopische Nachweis von blutenden Hämangiomen ist bei Kindern wie bei Erwachsenen wegen der schlechten Sichtverhältnisse im Kolon bei manifester Blutung schwierig. Im freien Intervall können sie nach entsprechender Vorbereitung der Patienten endoskopisch gut eingesehen werden.

Ob die operative Endoskopie: Die Behandlung mit Laser-Strahlen oder die Umspritzung mit Äthoxysklerol auch im Kindesalter sinnvoll ist, muß sich in der Zukunft noch zeigen. Polypöse Blutungsquellen können bei entsprechender Vorbereitung der Patienten mit Hilfe von Polypektomieschlingen abgetragen, Blutungen aus Polypenstielen durch Injektionen von Äthoxysklerol gestillt werden.

Die endoskopischen Untersuchungen sowohl der leichten als auch der schweren Form der Blutung müssen Auskunft über folgende Fragen geben: Welche Art der Blutung liegt vor (diffuse Blutung, Blutung aus Polypen, Hämangiomen)? Wo ist die Blutungsquelle lokalisiert? Sind zusätzliche Blutungsquellen vorhanden? Ist die Blutung zum Stillstand gekommen? Mit diesen Informationen und den gleichzeitig möglichen therapeutischen Maßnahmen nimmt die Koloskopie bei der Diagnostik der unteren Intestinalblutung eine überragende Stellung ein.

7.5 Tumoren des Dickdarms

7.5.1 Benigne Tumoren

Definition und Vorkommen. Man unterscheidet zwischen epithelialen und nicht-epithelialen Tumoren des Dickdarms. Die makroskopische Erscheinungsform des epithelialen Tumors ist der Polyp, der gestielt oder sessil sein kann, nicht-epitheliale Tumoren können entweder als Polyp oder als solide sessile und intramurale Tumoren vorkommen (Tabelle 7.5).

Im Kindesalter ist der häufigste Dickdarmtumor der *juvenile Polyp.* Er wird den *Hamartomen* zugeordnet. Meist sind diese Polypen im Rektum lokalisiert. Sie werden erst im Kleinkindesalter klinisch manifest (Tabelle 7.6) [27]. Bei asymptomatischen

Kindern finden sich juvenile Polypen in einer Häufigkeit von bis zu 1% [27]. Neben den häufigeren solitären juvenilen Polypen des Dickdarms werden seltener auch multiple Polypen beobachtet. Schließlich können sich juvenile Polypen im gesamten Gastrointestinaltrakt ausbreiten (s. Kap. 3.13) [42, 62]. Die Kombination von generalisierter juveniler Polyposis mit Alopezie, Nageldystrophie und Hyperpigmentation der Haut ist als *Cronkhite-Canada-Syndrom* bekannt, das aber meist erst nach dem 40. Lebensjahr manifest wird [33]. Die generalisierte Ausbreitungsform der juvenilen Polypen, die *juvenile gastrointestinale Polyposis* ist ein dominant vererbtes Krankheitsbild mit variabler, altersabhängiger Expressivität [59].

Der *hyperplastische Polyp* (Tabelle 7.5) ist der organo-typische Polyp des Dickdarms beim Erwachsenen [33, 54]. Für das Kindesalter ist die Häufigkeit dieser Polypenart nicht hinreichend bekannt.

Mit der zunehmenden Zahl der kindlichen Patienten mit Colitis ulcerosa und auch Colitis granulomatosa nimmt die Häufigkeit der *entzündlichen polypoiden Läsion* des Dickdarms zu. Diese polypoiden Läsionen (Pseudopolypen) sind keine Präkanzerose [54].

Die häufigsten benignen Tumoren des Dickdarms im Erwachsenenalter sind die *adenomatösen Polypen.* Sie werden als isolierte Polypen oder aber als generalisierte Polyposis des Dickdarmes und auch Gastrointestinaltraktes beobachtet [53, 54]. Beim Erwachsenen machen Adenome etwa 95% aller benignen Tumoren des Dickdarmes aus [22]. Im Kindesalter werden Adenome in Zusammenhang mit der familiären Polyposis coli nur selten prä-, meist postpubertär beobachtet (Tabelle 7.6). Allerdings wurden bei anderen Formen der adenomatösen Polypen (*Gardner-Syndrom*) bereits im Alter von 15 Monaten adenomatöse Polypen beschrieben [51]. Das Gardner-Syndrom geht mit Epidermoidzysten, Leiomyomen, Fibromen und Lipomen, also mesenchymalen Tumoren

Tabelle 7.5. Benigne Tumoren

Art	Histologie	Maligne Entartung	Diagnose
1. Hamartome	Zystisch erweitertes Drüsenepithel, Struma: Entzündungszellen keine Muskulatur =juveniler Polyp	∅	Endoskopie+ Biopsie Röntgen
Hamartome der Muscularis mucosae	Peutz-Jegher-Polyp	(+)	Endoskopie+ Biopsie Röntgen
2. Hyperplastische Polypen	Polypöse Schleimhauthyperplasie	∅	Endoskopie+ Biopsie Röntgen
3. Entzündliche Polypen (Pseudopolypen)	Entzündlich-ödematös aufgefaltete Schleimhautareale zwischen Ulcera	∅	Endoskopie+ Biopsie Röntgen
Lymphoide Hyperplasie	Hyperplasie des lymphatischen Gewebes	(+)?	Endoskopie+ Biopsie (Röntgen)
4. Adenome	Adenomatöser Polyp, villöser Polyp, papilläres Adenom	+	Endoskopie+ Biopsie Röntgen
5. Teratome	Mischgeschwulst	+	Röntgen Operation+ Histologie
6. Leiomyome	Glatte Muskulatur		Röntgen Endoskopie+ Biopsie Operation
7. Hämangiome	Kapilläre oder kavernöse Gefäße		Endoskopie Röntgen (Angiographie)
8. Neurofibrome	Schwann-Zellen, Gitterfasern, kollagene Fasern		Röntgen Endoskopie+ Biopsie

einher und manifestiert sich an sich aber erst im Erwachsenenalter, jenseits des 20. Lebensjahres [33] (Tabelle 7.6).
Nicht-epitheliale Tumoren mit Ausnahme der lymphoiden Hyperplasie sind im Kindesalter im Bereich des Dickdarms sehr selten. Die *lymphoide Hyperplasie* des Kolon war in unserem Patientengut besonders bei Kleinkindern anzutreffen, sonst als Ne- benbefund bei chronisch-entzündlichen Dickdarmerkrankungen anderer Genese oder nach Darmblutungen. *Hämangiome* scheinen im Kindes- und Erwachsenenal- ter selten zu sein [2, 19]. Sie können isoliert oder generalisiert auftreten. Als Krank- heitsbilder mit generalisierten Formen der Hämangiome sind der *M. Osler-Rendu- Weber* und der *M. Sturge-Weber-Krabbe*

Tabelle 7.6. Prädilektionsalter für die verschiedenen epithelialen Dickdarmpolypen

Polypenart	Alter
Hamartome	
Juvenile Polypen	2–5 Jahre
Peutz-Jeghers Polypen	6–18 Jahre
Hyperplastische Polypen	?
Entzündliche Polypen	Je nach Dauer und Schwere der Grunderkrankung
Adenome	
Polyposis	Postpubertär
Gardner-Syndrom	3. Lebensjahrzehnt

bekannt. *Teratome*, *Leiomyome* und *Neurofibrome* im Bereich des Dickdarms sind extrem selten.

Als *Turcot-Syndrom* wird die Kombination von ZNS-Tumoren mit intestinalen Polypen bezeichnet.

Symptome. Unabhängig von der zugrunde liegenden Art der polypoiden Läsion sind die durch sie verursachten Symptome relativ einheitlich. Am häufigsten werden Darmblutung, Abgang von Schleim oder auch Gewebsbröckeln, Darmprolaps, wechselnde Obstipation als Ausdruck einer Passagestörung, evtl. in Zusammenhang mit Bauchschmerzen und in seltenen Fällen mit Invagination beobachtet. Bei den autosomal-dominant vererbten Krankheitsbildern (gastrointestinale juvenile Polyposis, Cronkhite-Canada-Syndrom, Gardner-Syndrom, familiäre Polyposis coli, Peutz-Jegher-Syndrom) wird die Diagnose durch Hinweise in der Familienanamnese erleichtert. Allerdings kann die Polyposis coli in etwa 25% der Fälle sporadisch auftreten.

Diagnose. Bei den familiären Formen der Polyposis muß die Diagnose bereits im asymptomatischen Stadium durch gezielte Familienuntersuchungen unter Einschluß der Doppelkontrastdarstellung des Kolon und der Koloskopie und Biopsie gestellt werden. Extraintestinale Manifestationen und Läsionen im Bereich des oberen Intestinaltraktes werden durch geeignete klinische, histologische, röntgenologische und endoskopische Untersuchungen nachgewiesen. Sie sind beim Peutz-Jeghers-Syndrom, beim Gardner-Syndrom, der familiären Polyposis coli, beim Turcot-Syndrom, bei der juvenilen gastrointestinalen Polyposis und beim Cronkhite-Canada-Syndrom zu erwarten [62].

Wenn auch in Einzelfällen adenomatöse Polypen bereits im Kleinkindesalter beschrieben wurden [51], so ist der Beginn einer systematischen Diagnostik und Verlaufskontrolle mit etwa dem zehnten Lebensjahr zu empfehlen [59].

Bei adenomatösen Polypen muß eine vollständige Aussage einschließlich Histologie zumindest für das Kolon erreicht werden, da sich aus diesen Kolon-Adenomen Karzinome entwickeln können. Wenn diese Aussage wegen der Vielzahl der Polypen nicht mehr möglich ist, wird auch bereits im Kindesalter die Kolektomie empfohlen [59]. Die Adenome des übrigen Intestinaltraktes scheinen bezüglich der Entwicklung eines Karzinoms weitaus weniger gefährlich zu sein [42].

Die anderen epithelialen Tumoren können oft allein durch die klinische Untersuchung einschließlich der rektal-digitalen Untersuchung diagnostiziert werden. Die Diagnose muß allerdings durch die Koloskopie und Histologie vervollständigt werden. Bisher gibt es keine Anhaltspunkte dafür, daß im Kindesalter mehrere Polypenarten nebeneinander vorkommen [42]. Nicht-epitheliale Tumoren können nur in den seltensten Fällen endoskopisch-histologisch nachgewiesen werden, da sie aufgrund ihrer Ausbreitung in der Submukosa der einfachen oder der Schlingenbiopsie schwerer zugänglich sind. Bei diesen Tumoren muß die Diagnose in der Regel operativ gestellt werden.

Endoskopischer Befund. Der endoskopische Nachweis von Dickdarmpolypen ist mit den pädiatrischen Rektoskopen oder den pädiatrischen gastrointestinalen Fiberskopen schwierig, da die oft langgestielten und in den Schleimhautfalten liegenden Polypen nur bei vollständiger Entfaltung des Darmlumens eingesehen werden können. Es ist daher zu empfehlen, möglichst Normalgeräte für diese Indikation zu verwenden. Jedoch können auch bei der Benutzung von Normalgeräten im unteren Sigmadrittel lokalisierte Polypen leicht übersehen werden, wenn der Sigmaverlauf lediglich die tangentiale Betrachtung von Wandabschnitten erlaubt. In diesen Fällen muß durch Umlagerung des Patienten eine vollständige Übersicht über alle Wandabschnitte angestrebt werden.

Der häufigste Polyp im Kindesalter, der juvenile Polyp ist bei annähernd $^2/_3$ aller Kinder im Rektum und hier bis zu einer Höhe von 10 cm lokalisiert [42]. Man erkennt ihn an seiner meist mit Belägen auf ulzerierter Oberfläche charakteristisch aussehenden Kuppe (Tafel II.9). Die Kuppe geht meist mit einer Wulstbildung in einen oft zentimeterlangen Stiel über. Die Umgebung und der unterhalb des Polyps gelegene Dickdarmabschnitt weisen oft unspezifische entzündliche Veränderungen im Sinne einer Proktitis oder Kolitis auf. Nach Polypenblutungen ist häufig die lymphoide Hyperplasie zu beobachten (s. Kap. 7.4).

Die übrigen epithelialen Tumoren können makroskopisch nicht mit Sicherheit differenziert werden. Auch bei der Polyposis coli kann makroskopisch nicht zwischen juvenilen oder adenomatösen Polypen unterschieden werden. Hervorzuheben ist aber, daß die adenomatösen Polypen in der Frühphase, also bereits vor ihrer klinischen Manifestation oft nur als kleine, sessile, warzenförmige Polypen auftreten können (Abb. 7.7). Gestielte Adenome entwickeln sich dann erst im weiteren Verlauf der Erkrankung. Somit ist bei jeder polypoiden Läsion, gleich ob solitär oder multipel vorkommend, eine vollständige histo-

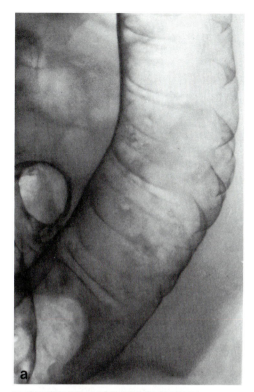

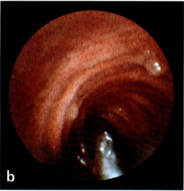

Abb. 7.7 a, b. *Familiäre Polypsis coli.* **a** Doppelkontrastdarstellung des Kolon mit Nachweis von kleinen, polypoiden Läsionen im Bereich des Colon descendens. **b** Insgesamt etwa 30 halbkugelige, warzenähnliche Vorwölbungen in der Schleimhaut, in denen sich histologisch übereinstimmend ein proliferierendes, tubuläres Dickdarmadenom nachweisen ließ. (H. C., geb. 11. 3. 1967)

Abb. 1. *Akute Kolitis.* Die Schleimhaut des Sigma läßt keine normale Gefäßzeichnung erkennen. Die Schleimhautzeichnung ist durch die Ödembildung verschwunden. Vereinzelt sind in der Schleimhaut kleine, stecknadelkopfgroße oberflächliche Schleimhautdefekte zu erkennen (Patient K., Alter: 9 Jahre, akute Kolitis)

Abb. 2. *Urämische Kolitis.* In der Schleimhaut sind vereinzelt kleine hämorrhagische Erosionen zu erkennen. Neben diesen hämorrhagischen Erosionen fallen kleine, weißliche Verdickungen in der Schleimhaut auf, die bei der Palpation sehr derb waren. Im gesamten einsehbaren Kolon war die Schleimhaut in diesem Sinne verändert (Patient M., Alter: 7 Jahre, Zystinose mit urämischer Kolitis)

Abb. 3. *Colitis ulcerosa im Stadium der Pseudopolypenbildung.* Das Darmlumen ist durch zahlreiche, glasige polypöse Veränderungen unterschiedlicher Größe verlegt. Die Kuppen der Pseudopolypen sind teilweise ulzeriert, zwischen den Läsionen sind frische Blutungen zu erkennen (Patient K., Alter: 14 Jahre, Colitis ulcerosa)

Abb. 4. *Frühphase der Colitis granulomatosa Crohn.* Die Schleimhaut läßt keine Gefäßzeichnung mehr durch ödematöse Verdickungen erkennen. Der Spiegelreflex ist durch die unregelmäßige Oberfläche zersplittert. In der Schleimhaut liegen gruppenförmig angeordnet, kleinste Schleimhautdefekte mit rötlichem Randsaum (Patient R., Alter: 16 Jahre, Colitis granulomatosa Crohn)

Abb. 5. *Fissurales Ulkus bei Morbus Crohn.* In der keine Gefäßzeichnung mehr aufweisenden Schleimhaut ist eine gertenförmige fissurale Ulzeration zu erkennen, die von weißlichem Belag bedeckt ist. Neben diesen tiefen Schleimhautveränderungen sind oberflächliche, gruppenförmig angeordnete Erosionen zu erkennen (Patient R., Alter: 16 Jahre, Colitis granulomatosa Crohn, chronische Phase. Es handelt sich um den gleichen Patienten wie in Abb. 7.10, diese Veränderungen wurden 1 Jahr nach der ersten Untersuchung im Rahmen einer Kontrolluntersuchung festgestellt)

---

logische Untersuchung zur eindeutigen Diagnose erforderlich. Biopsien aus den Polypen erlauben keine sichere Diagnose. Pseudopolypen bei Colitis ulcerosa und Colitis granulomatosa sind oft wegen der durch die Kolitis verursachten charakteristischen Schleimhautbefunde eher zu erkennen. Allerdings kann in der Remission einer Kolitis makroskopisch nicht sicher auf die Genese der polypoiden Läsion zurückgeschlossen werden.

Bei juvenilen Polypen und isolierten Adenomen und hyperplastischen Polypen stellt die endoskopische Polypektomie gleichzeitig die Behandlungsmethode der Wahl dar [29]. Generalisierte Adenome können häufig nicht vollständig abgetragen werden. Die Indikation zur operativen Behandlung (Ileo-Rektostomie/totale Kolektomie) muß auch im Kindesalter bereits vor dem Hintergrund der Gefahr der Entwicklung eines Karzinoms bei generalisierter (familiärer) Polypose gestellt werden. Nur bei freiem Rektum ist offensichtlich die Ileo-Rektostomie bei diesen Patienten bezüglich der späteren Entwicklung eines Karzinoms problemlos [46]. Wenn man sich primär trotz Rektumbefall nicht zur totalen Kolektomie entschließen kann, erfüllt die Rektoskopie im Rahmen von kurzfristigen, 12–18monatlich durchgeführten Verlaufskontrollen die Aufgabe, die Entwicklung eines Karzinoms frühzeitig zu erkennen. An den klinischen Symptomen ist diese Komplikation auch im Kindesalter nicht zu erfassen.

Nicht-epitheliale Tumoren wölben die Schleimhaut entweder polsterartig vor oder schnüren das Lumen konzentrisch ein. Makroskopisch ist eine Zuordnung

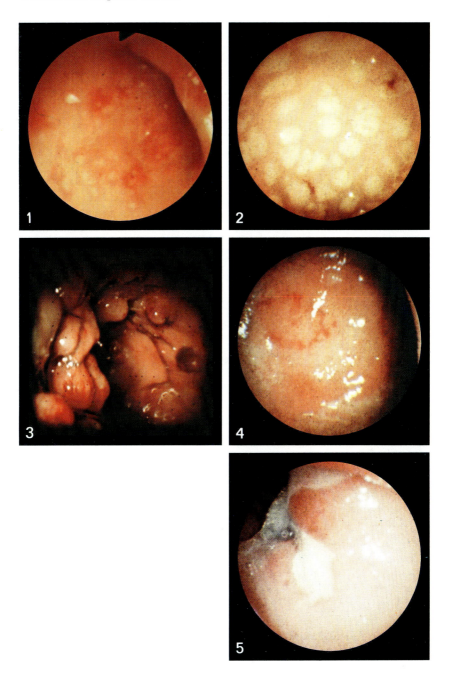

Abb. 1–5. Legenden s. S. 126 oben

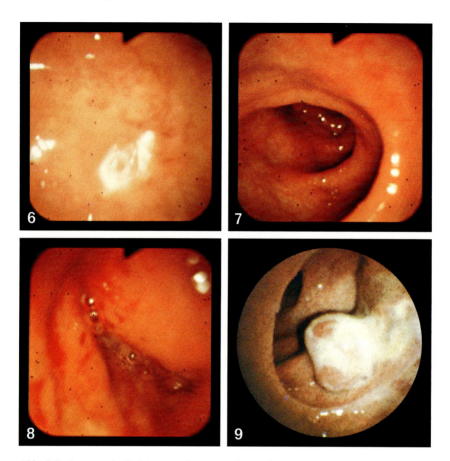

Abb. 6–8. *Segmentale Colitis granulomatosa.* Im rekto-sigmoidalen Übergang nach zunächst unauffälliger Rektumschleimhaut vereinzelt kleine, gruppenförmig angeordnete Erosionen in unauffälliger Schleimhaut

Abb. 7. *M. Crohn.* Nach weitgehend unauffälligem Sigma dann im oberen Sigmadrittel erneut gruppenförmig angeordnete, oberflächliche Schleimhautdefekte in sonst unauffälliger Schleimhaut

Abb. 8. *M. Crohn.* Im Übergang zum Colon descendens ist die Schleimhaut erheblich verändert. Die Gefäßzeichnung ist nicht mehr zu erkennen, die normale Schleimhautstruktur ist durch polsterartige, pseudopolypoide Erhebungen verändert. Zwischen diesen polypoiden Lä-

sionen sind kleine Schleimhautdefekte im Sinne von Erosionen zu erkennen. Die Schleimhaut ist sehr vulnerabel. Beim Versuch, die in Höhe der polypoiden Läsionen erkennbare Stenose zu passieren, kommt es zu erheblichen Blutungen, die die Übersicht einschränken (Patient B., Alter: 11 Jahre)

Abb. 9. *Juveniler Polyp des Sigma.* Im Übergang zwischen Sigma und Colon descendens ist ein etwa 8 mm Durchmesser großer, langgestielter Polyp zu erkennen. Die Kuppe des Polypen ist mit weißlichen Nekrosebelägen überzogen, an einigen Stellen ist die Schleimhaut offen ulzeriert. Die Kuppe des Polyps geht mit einem kleinen Wulst in den langgestreckten Stiel über (Patient K., 4 Jahre)

dieser Läsionen nicht möglich, so daß auch in diesen Fällen Biopsien, evtl. ergänzt durch zytologische Untersuchungen, erforderlich sind. In vielen Fällen muß ergänzend die Information von Doppelkontrasteinlauf, Operationssitus und Operationshistologie zur endgültigen Differenzierung zwischen einem benignen und einem malignen Tumor herangezogen werden.

7.5.2 Maligne Tumoren

Definition und Vorkommen. Im Vergleich zu den übrigen malignen Tumoren des Kindesalters, sind die *malignen Lymphome*, die *Adeno-Karzinome* und die *embryonalen Tumoren* des Gastrointestinaltraktes allgemein und des Dickdarmes speziell als sehr selten anzusehen. Lediglich die Non-Hodgkin-Lymphome sind relativ häufig im Intestinaltrakt lokalisiert [69, 78] (Tabelle 7.7). Bei den Adeno-Karzinomen des Dickdarmes müssen Manifestationen bei prädisponierenden Erkrankungen wie der Polyposis coli, dem Gardner-Syndrom, der Colitis ulcerosa und der Colitis granulomatosa von Manifestationen ohne erkennbare Vorerkrankung unterschieden werden. Letztere können im Gegensatz zu den sekundären Formen bereits im Schulkindesalter auftreten [17, 25]. Bei den Formen der Polyposis coli und den chronischen

Verlaufsformen der Colitis sind Dauer und auch Ausdehnung der Erkrankung als wesentliche Risikofaktoren zu berücksichtigen [23, 54].

Symptome und Diagnose. Charakteristische Symptome der malignen Tumoren des Dickdarmes gibt es nicht. Bei den ohne prädisponierenden Erkrankungen einhergehenden Tumoren (Non-Hodgkin-Lymphome, Adeno-Karzinome, embryonale Tumoren) können neben den Allgemeinsymptomen (s. Kap. 3.13) die Zeichen der Darmobstruktion, wie Obstipation, Bauchschmerzen, Ileus und Invagination oder Darmblutung einziger Hinweis sein. Da diese Symptome im Kindesalter häufig sind, müssen sie besonders in der Konstellation mit anderweitig nicht zu erklärenden Allgemeinsymptomen Anlaß geben, neben der klinischen und klinisch-chemischen Diagnostik eine sonographische Untersuchung des Abdomens (s. Kap. 3.13) [73] und eine endoskopische Untersuchung (Rektoskopie und/oder Koloskopie) sowie einen Kontrasteinlauf mit Darstellung des Colons im Doppelkontrastverfahren vorzunehmen.
Karzinome bei Adenomen, Colitis ulcerosa und Colitis granulomatosa weisen ebenfalls lediglich unspezifische Symptome auf, die im Zusammenhang mit den primären Läsionen der Erkrankung zusätzlich an In-

Tabelle 7.7. Maligne Tumoren des Dickdarmes

Art	Histologie	Diagnose
Lymphom	Non-Hodgkin-Lymphom Hodgkin-Lymphom	Sonografie Röntgen Endoskopie + Schlingenbiopsie Operation
Adenokarzinom	Adenomatös-mukös Villös Papillär	Endoskopie + Biopsie Röntgen
Embryonale Tumoren	Rhabdomyosarkom Leiomyosarkom	Röntgen Sonographie Operation + Biopsie

formationswert verlieren. Bei diesen Erkrankungen sind daher Routinekontrollen in Abständen von 12–18 Monaten zu empfehlen (s. Kap. 7.2). Röntgenologisch sichere Hinweise auf ein Karzinom in der Frühphase gibt es bei diesen Erkrankungen nicht, so daß der Koloskopie der unbedingte Vorzug gegeben werden sollte [54]. Die meisten Karzinome bei Colitis ulcerosa und Colitis granulomatosa entwickeln sich in den distalen Dickdarmabschnitten [54]. Bei den Adenomen ist jedoch jede Lokalisation möglich [35, 57, 65].

Endoskopischer Befund

Epitheliale Tumoren. Die makroskopische Erscheinungsform der *malignen und benignen* epithelialen Tumoren ist der sessile oder gestielte Polyp. Es ist erforderlich, jede isolierte oder auch multiple polypoide Läsion des Dickdarmes mit der Schlinge abzutragen.

Das Karzinom bei Colitis ulcerosa und auch Colitis granulomatosa entwickelt sich in dysplastisch verändertem Epithel bei ruhender Kolitis oder Kolitis mit subakut-chronischer Verlaufsform [30]. Diese dysplastische Läsion kann nur bei ausreichend großer Zahl von Stufenbiopsien entdeckt werden. Diese Biopsien sollten vom Ulkusrand und auch aus nicht ulzerierter, jedoch entzündlich veränderter Schleimhaut entnommen werden [30].

Nicht-epitheliale Tumoren. Maligne Lymphome des Dickdarmes können ebenso wie die des oberen Intestinaltraktes entweder stenosierend als zirkuläre Infiltration oder als sessile bzw. auch gestielte polypoide Läsionen auftreten. Ulzerationen der Schleimhaut über dem Infiltrat kommen vor. Ein makroskopisch sicherer Hinweis auf ein Malignom ergibt sich nicht. Der Nachweis von multiplen polypoiden Läsionen kann als Hinweis für ein malignes Lymphom mit generalisierter intestinaler Beteiligung gelten [54].

Literatur

1. Aaronson J, Nixon HH (1972) A clinical evaluation of anorectal pressure studies in the diagnosis of Hirschsprung's disease. Gut 13:138–146
2. Abrahamson J, Shandling B (1973) Intestinal hemangiomata in childhood and a syndrome for diagnosis: A collective review. J Pediatr Surg 8:487–495
3. Ament ME (1975) Inflammatory disease of the colon: ulcerative colitis and Crohn's colitis. J Pediatr 86:322–334
4. Bender StW (1977) Crohn disease in children: initial symptomatology. Acta Paediatr Belg 30:193
5. Bergmann L, Krause U (1975) The incidence of Crohn's disease in central Sweden. Scand J Gastroenterol 10:725–729
6. Berman W (1972) Hemolytic-uremic syndrome: initial clinical presentation mimicking ulcerative colitis. J Pediatr 81:275–278
7. Bläker F, Schäfer KH, Lassrich MA (1978) Colitis ulcerosa und Colitis granulomatosa im Kindesalter. Monatsschr Kinderheilkd 126:411–418
8. Bley WR, Franken EA Jr (1973) Roentgenology of colon atresia. Paediatr Radiol 1:105–108
9. Boles ETh Jr, Vassy LE (1976) Atresia of the colon. J Pediatr Surg 11:69–75
10. Boles ETh Jr (1978) Imperforate Anus. Clin Perinatol 5:149–161
11. Büttner W, Kratzsch KH (1976) Zur Korrelation von klinischen, endoskopischen und bioptischen Befunden bei entzündlichen Veränderungen der Rektumschleimhaut. Zentralbl Allg Pathol 120:406–412
12. Burbige EJ, Sobky RZF (1977) Endoscopic appearance of colonic lymphoid nodules: A normal variant. Gastroenterolgy 72:524–526
13. Burdelski M, Huchzermeyer H, Lücking Th, Otto P (1977) Endoscopic findings in children with Crohn disease. Acta Paediatr Belg 30:194
14. Burdelski M, Huchzermeyer H (1978) Endoskopische Befunde bei Colitis ulcerosa im Kindesalter. Aktuel Gastrol 7:123–126
15. Burdelski M, Huchzermeyer H (1978) Endoskopische Befunde bei intestinaler Massenblutung im Kindesalter. Monatsschr Kinderheilkd 126:333–334

16. Burdelski M, Huchzermeyer H, Kamran D (1979) Kolonoskopische Befunde bei einem Patienten mit Malakoplakie. Fortschr gastroenterol Endoskopie 10:189–190
17. Cain AD, Longino LA (1970) Carcinoma of the colon in children. J Pediatr Surg 5:527–532
18. Capitanio MA, Kirkpatrick JA (1970) Lymphoid hyperplasia of the colon in children. Radiology 94:323–328
19. Chevrel JP, Gouffier E, Boddaert A, Gueraud JP (1974) 2 Cas d'angiomatose du grêle. Intérêt de la Jéjuno-Iléoscopie peropératoire (2 Cases of small intestine angiomatosis. Value of Per-Operative Jejunoileoscopy) Chirurgie 100:412–421
20. Das KM, Morecki R, Nair P, Berkowitz JM (1977) Idiopathic proctitis. I. The morphology of proximal colonic mucosa and its clinical significance. Dig Dis 22:524–528
21. Davidson M, Wassermann R (1966) The irritable Colon of childhood. J Pediatr 69:1027–1038
22. Demling I, Classen M, Frühmorgen P (1974) Atlas der Enteroskopie, Springer, Berlin Heidelberg New York
23. Devroede GJ, Taylor WF, Sauer WG, Jackman RJ, Stickler GB (1971) Cancer risk and life expectancy of children with ulcerative colitis. N Engl J Med 285:17–21
24. Dickson JAS (1977) Surgical emergencies in the first few weeks of life. Harries JT (Ed) In: Essentials of paediatric gastroenterology. Churchill Livingstone, Edinburgh London New York
25. Donaldson MH, Taylor P, Rawitscher R, Sewell JB (1971) Colon carcinoma in childhood. Pediatrics 48:307–312
26. Evans DJ, Pollock DJ (1972) In-situ and invasive carcinoma of the colon in patients with ulcerative colitis. Gut 13:566–570
27. Franklin R, McSwain B (1972) Juvenile Polyps of the colon and rectum. Ann Surg 175:887–891
28. Freeman NW (1971) Long-segment Hirschsprung's disease. Proc R Soc Med 64:378–380
29. Gleason WA Jr, Goldstein PD, Shatz BA, Tedesco FJ (1975) Colonoscopic removal of juvenile colonic polyps. J Pediatr Surg 10:519–521
30. Goodman MJ, Kirsner JB, Ridell RH (1977) Usefulness of rectal biopsy in inflammatory bowel disease. Gastroenterology 72:952–956
31. Grand JR, Homer DR (1975) Approaches to inflammatory bowel disease in childhood and adolescence. Pediatr Clin North Am 22:835–850
32. Gryboski JD (1967) Gastrointestinal milk allergy in infants. Pediatrics 40:354–362
33. Hafter E (1978) Praktische Gastroenterologie, 6. Aufl., Thieme, Stuttgart
34. Holgersen LO, Mossberg SM, Miller RE (1978) Colonoscopy for rectal bleeding in childhood. J Pediatr Surg 13:83–85
35. Howard EW, Cavallo C, Hovey LM, Nelson ThG (1975) Colon and rectal cancer. Ann Surg 41:260–265
36. Koch H (1972) Akute Magen-Darmblutungen. Fortschr Med 90:1053–1059
37. Komp DM, Rogers PCJ (1977) Tumors of the gastrointestinal tract. In: Sutow WW, Vietti TJ, Fernbach DJ (Eds) 2nd edn Clinical pediatric oncology. Mosby, St. Louis
38. Korelitz BJ, Sommers SC (1977) Rectal biopsy in patients with Crohn's disease normal mucosa on sigmoidoscopic examination. JAMA 237:2742–2744
39. Lazar HL, Wesley JR, Weintraub WH, Coran AG (1978) Pseudomembranous colitis associated with antibiotic therapy in a child: Report of a case and review of the literature. J Pediatr Surg 13:488–491
40. Lennard-Jones JE, Ritcher JK, Zohrab WJ (1976) Proctocolitis and Crohn's disease of the colon: A comparison of the clinical course. Gut 17:477–482
41. Lillie JG (1969) The radiology of Hirschsprung's disease in infancy. In: Wilkinson AW (ed) 2nd edn Recent advances in paediatric surgery. Churchill Livingstone, London Edinburgh New York
42. Mazier WP, Bowman HE, Keh Ming Sun, Muldoon JP (1974) Juvenile polyps of the colon and rectum. Dis Colon Rectum 17:523–527
43. Meradji M, Malenaar JC (1976) Kongenitale Atresie des Kolon. Z Kinderchir 18:170–180
44. Meier-Ruge W, Lutterbeck PM, Herzog B, Morger R, Moser R, Schärli A (1972) Acetyl-cholinesterase activity in suction biopsies of the rectum in the diagnosis of Hirschsprung's disease. J Pediatr Surg 7:11–17

45. Miller DS, Keighley AC, Langman MJS (1974) Changing patterns of epidemiology of Crohn's disease. Lancet 2:691–693

46. Moertel CG, Hill JR, Adson MA (1970) Surgical management of multiple polyposis. Arch Surg 100:521–526

47. Mougenot JF, Mathe JC, Neuenschwander S, Faure C, Cadranel S, Rodesch P, Cremer N (1977) Endoscopic features in Cohn disease. Acta Paediatr Belg 30:194–195

48. Mutz J, Stögmann W (1977) Immunodeficiency with lymphoid hyperplasia. Eur J Pediatr 124:207–216

49. Myren J (1976) Epidemiology of Crohn's disease. In: Weterman IT, Peña AS, Booth CC (Ed), The management of Crohn's disease. Excerpta Medica, Amsterdam Oxford

50. Najman A, Gorin N-C, Barranger CH, Dunamel G (1977) Les localisations digestives des lymphomes non-hodgkiniens. Nouv Presse Méd 6:3515–3519

51. Naylor EW, Lebenthal MD (1979) Early detection of adenomatous polyposis in Gardner's Syndrome. Pediatrics 63:222–226

52. Nelson EW Jr, Rodgers BM, Zawatzky L (1977) Endoscopic appearance of auto-amputated polyps in juvenile polyposis coli. J Pediatr Surg 12:773–776

53. Ohsato K, Yao R, Watanabe H, Iida M, Itoh H (1977) Small-Intestinal involvment in familial Polyposis diagnosed by operative intestinal fiberscopy: Report of four cases. Dis Colon Rectum 20:414–420

54. Otto HF, Gebbers J-O (1976) Polypöse Dickdarmläsionen im Kindesalter. Z Kinderchir 18:357–373

55. Otto P, Ewe K (1977) Atlas der Rektoskopie und Coloskopie, 2. Aufl., Springer, Berlin Heidelberg New York

56. Posselt H-G, Strobel St, Bender SW (1976) Gastrointestinale Blutungen im Kindesalter. Medizin 4:1661–1671

57. Recalde M, Holoyke ED, Elias EG (1974) Carcinoma of the colon, rectum and anal canal in young patients. Surg Gynecol Obstet 139:909–913

58. Robinson MJ, Padron S, Rywlin AM (1973) Enterocolitis Lymphofollikularis. Arch Pathol 96:311–315

59. Roy CC, Silverman A, Cozetto FJ (1975) Pediatric clinical gastroenterology, 2nd edn. Mosby, St. Louis

60. Satomura K, Hang-Long Z, Onishi S, Kumada K, Kisaka Y (1974) Follow-up study of the endorectal pull-through operation for the treatment of Hirschsprung's disease, with special reference to intestinal anastomosis. Surgery 76:581–586

61. Schachter H, Kirsner JB (1975) Definitions of inflammatory bowel disease of unknown etiology. Gastroenterology 68:591–600

62. Schwartz AM, McCauley RGK (1976) Juvenile gastrointestinal polyposis. Radiology 121:441–444

63. Seifert E (1976) Klinik der entzündlichen Dickdarmerkrankungen mit besonderer Berücksichtigung der Coloskopie. Radiologie 16:484–488

64. Shmerling DH (1978) Ulcerative Colitis. Progr Pediatr Surg 11:1–5

65. Simstein NL, Kovalcik PJ, Cross GH (1978) Colorectal carcinoma in patients less than 40 years old. Dis Colon Rectum 21:169–171

66. Skovgaard S, Sorensen FH (1976) Bleeding hemangioma of the colon diagnosed by coloscopy. J Pediatr Surg 11:83–84

67. Stanley RJ, Tedesco FJ (1976) Antibiotic-associated pseudomembranous colitis. CRC Crit Rev 8:255–277 Diagn Imaging

68. Stephens FD, Smith ED (1971) Ano-rectal malformations in children, Year Book Medical Publ. Inc., Chicago

69. Sullivan MP, Butler JJ (1977) Non-Hodgkin lymphoma of childhood. In: Sutow WW, Vietti TJ, Fernbach DJ (eds) 2nd edn, Clinical pediatric oncology. Mosby, St. Louis

70. Temtamy SA, Miller JD (1974) Extending the scape of the VATER association definition of the VATER-Syndrome. J Pediatr Surg 85:345–349

71. Touloukian RJ (1978) Intestinal Atresia. Clin Perinatol 5:3–18

72. Watanabe H, Enjou M, Yar T, Ohsato K (1978) Gastric lesions in familial ademomatosis coli. Their incidence and histological analysis. Hum Pathol 9:269–283

73. Weitzel D (1975) Die Bedeutung des Ultraschall-Schnittbildverfahrens für die Abdominal-Diagnostik im Kindesalter. Monatsschr Kinderheilkd 123:487–488

74. Werlin StL, Grand RJ (1977) Severe colitis in children and adolescents: Diagnosis, course and treatment. Gastroenterology 73:828–832

75. Willital GH (1972) Technische und metho-
dische Hinweise zur Gewinnung von
Schleimhautbiopsien bei der Diagnostik
der Aganglionose. Med Welt 23:724–726

76. Willital GH, Groitl H, Zeisser E, Riedl A
(1977) Fortschritte in der Diagnostik funktioneller Störungen des Enddarmes bei
Kindern – chirurgische Konsequenzen.
Monatsschr Kinderheilkd 125:2–7

77. Willital GH, Groitl H, Meier H, Krebs C
(1978) Intraoperative endoscopy in
oesophageal atresia and anorectal
anomalies. Endoscopy 10:163–165

78. Young JL, Miller RW (1975) Incidence of
malignant tumours in U.S. children. J
Pediatr 86:254–258

Sachverzeichnis

P. Otto, K. Ewe

Atlas der Rectoskopie und Coloskopie

2. neubearbeitete Auflage. 1977. 124 Abbildungen in
21 Tafeln und 31 Textabbildungen. XII, 102 Seiten
Gebunden DM 98,–
ISBN 3-540-08317-0

Inhaltsübersicht: Indikation zur proktologischen Unter-
suchung und Endoskopie. – Anamnese. – Vorbereitung zur
endoskopischen Untersuchung. – Lagerung. – Inspektion der
äußeren Analregion. – Digital-rectale Untersuchung. –
Instrumente zur Endoskopie des Analkanals und Rectums. –
Zusatzinstrumente. – Rectoskopie-Untersuchungstechnik. –
Coloskopie. – Erkrankungen der äußeren Analregion. –
Anitis – Kryptitis – Papillitis. – Hämorrhoiden. – Entzündliche Colonerkrankungen. – Parasiten. – Divertikulose-
Diverticulitis. – Tumoren. – Endometriose. – Pneumatosis
cystoides intestinalis. – Solitäres Rectumulcus. – Anasto-
mosen (ileo-rectale; colo-rectale). – Fisteln (recto-vaginale,
-vesicale). – Uretertransplantate. – Meläna. – Fremdkörper. – Bildtafeln I–XIX.

Die Rectoskopie, als die weit verbreitetste endoskopische
Untersuchung, wird in verschiedenen medizinischen Fachdis-
ziplinen ausgeübt. Die meisten Kollegen sind darauf angewie-
sen, sich Methodik und Kenntnisse der Rectoskopie vorwiegend autodidaktisch anzueignen und Befunde ohne Möglichkeit zur Konsultation zu deuten. An diesen großen Kollegen-
kreis wendet sich der vorliegende Atlas. Während der 12
Monate seit dem Erscheinen der ersten Auflage haben sich
neue Gesichtspunkte ergeben. Die steigende Häufigkeit colo-
rectaler Carcinome hat zur Einführung des Testes auf okkultes
Blut im Stuhl in die gesetzliche Vorsorgeuntersuchung geführt. Bei positivem Testausfall ist neben der digitalen Tast-
untersuchung jetzt die Rectoskopie als diagnostische Erst-
maßnahme zusätzlich durchzuführen. Damit wird dieses Verfahren auch Eingang in die Allgemeinpraxis finden. Gleichzeitig in diese Entwicklung fiel die Einführung leicht zu hand-
habender flexibler Glasfaser-Kurzsignoidoskope, die auch
den relativ Ungeübten eine Untersuchung des Colons bis
zur linken Flexur und eine Polypektomie unter ambulanten
Bedingungen innerhalb kürzester Zeit ermöglichen. Die technischen Details der Geräte werden vorgestellt. In einigen Bildtafeln wurden der besseren Didaktik wegen Änderungen und
Ergänzungen durchgeführt. Neu aufgenommen wurden Abbildungen über die Pneumatosis cystoides, über ein solitäres
Rectumulcus bei Proktitis terminalis simplex und das colo-
skopische Bild einer ischämischen Celitis.

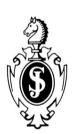

Springer-Verlag
Berlin
Heidelberg
New York

Endoskopie und Biopsie in der Gastroenterologie

Technik und Indikation

Herausgeber: P. Frühmorgen, M. Classen
Mit Beiträgen zahlreicher Fachwissenschaftler
Geleitwort von L. Demling

2., überarbeitete und erweiterte Auflage. 1979.
108 Abbildungen, 23 Tabellen. XIV, 251 Seiten
(Kliniktaschenbücher)
DM 28,–
ISBN 3-540-09078-9

Inhaltsübersicht: Allgemeiner Teil: Organisation einer Endoskopieabteilung. Reinigung und Pflege endoskopischer Instrumente. Dokumentation endoskopischer Befunde. Sofortmaßnahmen bei Komplikationen. Gastroenterologische Biopsie (Materialgewinnung und Verarbeitung). Gastroenterologische Cytologie (Materialgewinnung und Verarbeitung). – Spezieller Teil: Oesophago-Gastro-Duodenoskopie. Endoskopie des operierten Magens. Postbulbäre Duodenoskopie und endoskopisch-retrograde Cholangio-Pancreaticographie (ERCP). Enteroskopie. Coloskopie. Rectosigmoidoskopie und Proktoskopie. Notfallendoskopie. Therapeutische Endoskopie. Blinde Aspirationsbiopsie. Leberblindpunktion. Laparoskopie. Laparoskopische Darstellung und Biopsie des Pankreas. Fiberendoskopie des Ductus choledochus und des Ductus Wirsungianus. Laparoskopische Splenoportographie. Laparoskopische Cholecystographie. Percutane transhepatische Cholangiographie. Percutane transhepatische Cholangiographie (Chiba-Nadel).

Gastroenterologie

Redaktion: R. Grüttner
Unter Mitarbeit zahlreicher Fachwissenschaftler

1980. 6 Abbildungen, 11 Tabellen. X, 146 Seiten
(Pädiatrie: Weiter- und Fortbildung)
DM 24,80
ISBN 3-540-10087-3

Inhaltsübersicht: Diagnostik: Röntgendiagnostik. Ultraschalldiagnostik in der pädiatrischen Gastroenterologie. Endoskopie in der gastroenterologischen Diagnostik bei Kindern. – Verdauungsinsuffizienzen: Zur Pathophysiologie der Gallensäuren. Pathophysiologie der gastrointestinalen Hormone α_1-Antitrypsinmangel, Störungen der intestinalen Lactoseresorption. Pankreasinsuffizienz und Pankreatitis bei Kindern. – Darmkrankheiten: Colitis ulcerosa und Colitis granulomatosa (Morbus Crohn) im Kindesalter. Cöliakie: Definition, Ätiologie und Pathogenese, Darmtuberkulose. – Verschiedenes: Chirurgische Behandlung der chronischen Obstipation im Kindesalter. Acrodermatitis enteropathica. (A. e.) Brandt-Syndrom, Danbolt-Closs-Syndrom.

Kinderheilkunde

Herausgeber: G.-A. v. Harnack
Unter Mitarbeit zahlreicher Fachwissenschaftler

5., neubearbeitete Auflage. 1980. 188 Abbildungen, 58 Tabellen. XIV, 402 Seiten
DM 48,–
ISBN 3-540-09603-5

Inhaltsübersicht: Wachstum, Entwicklung, Reife. – Wachstumsstörungen. – Genetische Schäden und vorgeburtliche Schädigungen der Leibesfrucht. – Geburtsabhängige Besonderheiten und spezielle Erkrankungen des Neu- und Frühgeborenen. – Nahrungsbedarf und Ernährung. – Stoffwechsel. – Erkrankungen der endokrinen Drüsen. – Infektionskrankheiten. – Immunologie, Immunpathologie, rheumatische Erkrankungen. – Erkrankungen des Blutes und der blutbildenden Organe, bösartige Tumoren. – Herz- und Kreislauferkrankungen. – Erkrankungen der Atmungsorgane. – Erkrankungen des Verdauungstraktes. – Erkrankungen der Nieren, der ableitenden Harnwege und der äußeren Geschlechtsorgane. – Knochen und Gelenke. – Pädiatrisch wichtige Hauterkrankungen. – Erkrankungen des Nervensystems. – Sozialpädiatrie. – Kinder- und Jugendpsychiatrie. – Unfälle und akzidentelle Vergiftungen im Kindesalter. – Anhang: Arzneitherapie. – Literaturverzeichnis. – Sachverzeichnis.

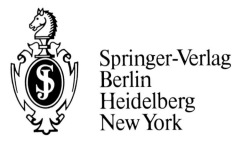

Springer-Verlag
Berlin
Heidelberg
New York